ACESSOS VASCULARES
em Medicina de Emergência
e Medicina Intensiva

EDITORES

Helio Penna Guimaraes
Kaile de Araújo Cunha
Sthefano Atique Gabriel
Juang Horng Jyh

EDITORES ASSOCIADOS

Fernando Couto Portela
Hyroan Brandell Pereira Correia
Anselmo Alves de Souza
Arthur Paz Oliveira Moura

ACESSOS VASCULARES
em Medicina de Emergência e Medicina Intensiva

São Paulo, 2021

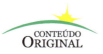
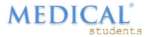
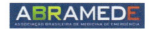

ACESSOS VASCULARES EM MEDICINA DE EMERGÊNCIA E MEDICINA INTENSIVA

Editores: Helio Penna Guimaraes, Kaile de Araújo Cunha, Sthefano Atique Gabriel, Juang Horng Jyh

Editores Associados: Fernando Couto Portela, Hyroan Brandell Pereira Correia, Anselmo Alves de Souza, Arthur Paz Oliveira Moura

---

© 2020 Editora dos Editores

Todos os direitos reservados. Nenhuma parte deste livro poderá ser reproduzida, sejam quais forem os meios empregados, sem a permissão, por escrito, das editoras. Aos infratores aplicam-se as sanções previstas nos artigos 102, 104, 106 e 107 da Lei no 9.610, de 19 de fevereiro de 1998.

ISBN:

Editora dos Editores

São Paulo: Rua Marquês de Itu, 408 - sala 104 – Centro. (11) 2538-3117

Rio de Janeiro: Rua Visconde de Pirajá, 547 - sala 1121 – Ipanema.

www.editoradoseditores.com.br

Impresso no Brasil
Printed in Brazil
1ª impressão – 2021

Este livro foi criteriosamente selecionado e aprovado por um Editor científico da área em que se inclui. A Editora dos Editores assume o compromisso de delegar a decisão da publicação de seus livros a professores e formadores de opinião com notório saber em suas respectivas áreas de atuação profissional e acadêmica, sem a interferência de seus controladores e gestores, cujo objetivo é lhe entregar o melhor conteúdo para sua formação e atualização profissional.
Desejamos-lhe uma boa leitura!

Dados Internacionais de Catalogação na Publicação (CIP)
Angélica Ilacqua CRB-8/7057

```
    Acessos vasculares em medicina de emergência / editado
por Helio Penna Guimarães...[et al]. -- São Paulo : Editora
dos Editores, 2021.
    196 p.

    ISBN 978-65-86098-25-9

    1. Acessos vasculares 2. Cateterismo intravenoso 3.
Infusões intravenosas 4. Veias e artérias I. Guimarães,
Helio Penna
20-3753                                    CDU 615.855
```

Índices para catálogo sistemático:
1. Acessos vasculares

Editores

HELIO PENNA GUIMARAES

Médico Emergencista, Cardiologista e Intensivista do Departamento de Pacientes Graves do Hospital Israelita Albert Einstein (HIAE). Professor Afiliado da Unidade Terapia Intensiva da Escola Paulista de Medicina da Universidade Federal de São Paulo (EPM - UNIFESP) e Instituto de Infectologia Emílio Ribas. Presidente da Associação Brasileira Medicina Emergência (ABRAMEDE).

KAILE DE ARAÚJO CUNHA

Especialista em Medicina Intensiva pela Associação de Medicina Intensiva Brasileira (AMIB). Especialista em Medicina de Emergência pela Associação Brasileira Medicina de Emergência (ABRAMDE). Especialista em Clínica Médica pela Sociedade Brasileira Clínica Médica (SBCM). Especialista em Neurointensivismo pelo Instituto de Ensino e Pesquisa Hospital Sírio-Libanês (IEP-HSL). Discente dos Programas de MBA em Gestão de Negócios pela Fundação Dom Cabral (FDC) e MBA em Gestão de Saúde pela Fundação Getúlio (FGV). Coordenador da Residência em Medicina de Emergência do UDI Hospital Rede D'Or São Luiz. Chefe Unidade Cuidados Cínicos do Adulto Hospital Universitário Presidente Dutra – Universidade Federal do Maranhão. Diretor-Fundador e Presidente da ABRAMEDE do Maranhão (ABRAMEDE/MA). Chief Executive Officer (CEO) da Medical Students (Internacional Realistic Simulation Center In Health Care).

STHEFANO ATIQUE GABRIEL

Professor Doutor pela Faculdade de Ciências Médicas da Santa Casa de São Paulo. Docente do Curso de Medicina da União das Faculdades dos Grandes Lagos (UNILAGO). Cirurgião Vascular/Endovascular pela Sociedade Brasileira de Angiologia/Cirurgia Vascular.

JUANG HORNG JYH

Doutorado em Pediatria – FM Botucatu - UNESP. Mestre em Farmacologia pelo IBC – Botucatu - UNESP. Especialista em Medicina Intensiva Pediátrica - AMIB. Especialista em Nutrição Parenteral e Enteral – SBNPE/BRASPEN. Especialista em Toxicologia Médica - AMB. Coordenador da Gerência de Risco Hospitalar e do Núcleo Hospitalar de Epidemiologia (NHE) do HM "Dr. Carmino Caricchio" – Tatuapé. Coordenador Nacional do Curso de Pós-graduação em Medicina Intensiva Pediátrica e Neonatal – AMIB. Membro da Rede Paulista de Avaliação de Tecnologia em Saúde – Repats.

Editores Associados

FERNANDO COUTO PORTELA

Especialista em Clínica Médica (UDI Hospital Rede D'Or São Luiz). Médico Residente em Cardiologia Clínica pelo Hospital UDI Hospital Rede D'Or São Luiz. Preceptor da Residência de Medicina de Emergência UDI Hospital Rede D'Or São Luiz.

HYROAN BRANDELL PEREIRA CORREIA

Especialista em Cirurgia Geral (Hospital Universitário Presidente Dutra - Universidade Federal do Maranhão). Preceptor da Residência de Medicina de Emergência UDI Hospital Rede D'Or São Luiz.

ANSELMO ALVES DE SOUZA

Médico Intensivista Especializando do Programa de Especialização em Medicina Intensiva pela AMIB no UDI Hospital Rede D'Or São Luiz. Plantonista UTI UDI Hospital Rede D'Or São Luiz.

ARTHUR PAZ OLIVEIRA MOURA

Especialista em Clínica Médica (Hospital Universitário Presidente Dutra – Universidade Federal do Maranhão). Médico Residente em Gastroenterologia (Hospital Universitário Presidente Dutra – Universidade Federal do Maranhão). Preceptor da Residência de Medicina de Emergência UDI Hospital Rede D'Or São Luiz.

Autores

MARCUS ALEXANDRE MENDES LUZ

Doutor em Anatomia – Biologia Celular e Estrutural, UNICAMP. Doutor em Histologia – Biologia Celular e Estrutural, UNICAMP. Docente de Anatomia Macroscópica e Neuroanatomia – Faculdade de Medicina da UNILAGO.

RODRIGO CASTRO

Doutor em Ciências da Saúde, FAMERP. Docente de Anatomia Macroscópica e Neuroanatomia da Faculdade de Medicina da UNILAGO. Docente de Patologia Geral dos Cursos de Farmácia, Biomedicina, Fisioterapia, Enfermagem, Nutrição e Medicina Veterinária da UNILAGO.

EDMO ATIQUE GABRIEL

Professor Livre Docente. Cirurgião Cardiovascular. Coordenador do Curso de Medicina da União das Faculdades dos Grandes Lagos (UNILAGO).

DANIELA COMELIS BERTOLIN

Professora Doutora, Docente da União das Faculdades dos Grandes Lagos (UNILAGO), Coordenadora Assistente do Curso de Medicina da União das Faculdades dos Grandes Lagos (UNILAGO).

KAREN LEITE D'AVILA REIS

Acadêmica do Curso de Medicina da União das Faculdades dos Grandes Lagos (UNILAGO).

CAMILA BAUMANN BETELI

Professora Doutora pelo Instituto Dante Pazzanese de Cardiologia/Faculdade de Medicina da Universidade de São Paulo, Docente do Curso de Medicina da União das Faculdades dos Grandes Lagos (UNILAGO). Cirurgião Vascular/Endovascular pela Sociedade Brasileira de Angiologia/Cirurgia Vascular.

BERNARDO BASTOS WITTLIN

Graduação em Medicina – Universidade Federal do Rio de Janeiro. Residência Médica em Infectologia – Hospital Clementino Fraga Filho – Universidade Federal do Rio de Janeiro. Mestrado em Medicina Tropical – Fundação Oswaldo Cruz.

JOSEANE ARRUDA RIBEIRO
Graduação em Enfermagem pela Universidade CEUMA. Pós-graduação em Saúde da Família. Tem Experiência na Área Saúde do Adulto e do Idoso. Preceptora de Clínica Médica do Programa Trainee do Hospital São Domingos. Especialista em Terapia Intravenosa. Enfermeira Gestora do Time de Acesso Vascular do Hospital São Domingos e Insertadora de Cateter Central de Inserção Periférica (PICC).

TATYANNY MARQUES DE JESUS
Acadêmica do Curso de Medicina da União das Faculdades dos Grandes Lagos (UNILAGO).

ANA PAULA RIBEIRO FRANCISCO
Acadêmica do Curso de Medicina da União das Faculdades dos Grandes Lagos (UNILAGO).

GABRIEL CARDOSO FINOTTI
Acadêmico do Curso de Medicina da União das Faculdades dos Grandes Lagos (UNILAGO).

DANYELLE ROCHA DA SILVA
Médico Residente em Medicina de Emergência pelo Hospital UDI Hospital Rede D'Or São Luiz. Médica Assistente da UTI Hospital de Cuidados Intensivos – HCI.

MONIQUE DA SILVA PORTELA
Acadêmica do Curso Medicina da Universidade Ceuma.

JAQUELINE TONELOTTO
Médica Intensivista Pediátrica e Neonatologista; Coordenadora Médica do Núcleo de Segurança do Paciente do Hospital Municipal Universitário de São Bernardo do Campo-Fundação Abc; Membro da AMIB e da SBP.

GUILHERME ARAGÃO BRINGEL
Especialista em Clínica Médica (Hospital Carlos Macieira). Especialista em Medicina Intensiva (Hospital Universitário Presidente Dutra – Universidade Federal do Maranhão).

JOHN COOK LANE
Professor Titular de Cirurgia Cardiovascular da Faculdade de Ciências Médicas da Universidade Estadual de Campinas (UNICAMP). Fundador da Disciplina de Cirurgia Vascular – UNICAMP. Trouxe Ao Brasil, em 1961, Ressuscitação Cardiorrespiratória e Cerebral Moderna. Médico da Fundação Centro Médico de Campinas.

MARIANA ALVES SCOCCA
Acadêmica do Curso de Medicina da União das Faculdades dos Grandes Lagos (UNILAGO).

DANIELA COMELIS BERTOLIN
Professora Doutora, Docente da União das Faculdades dos Grandes Lagos (UNI-LAGO), Coordenadora Assistente do Curso de Medicina da União das Faculdades dos Grandes Lagos (UNILAGO).

ALLANA MEZA VEIGA CABRAL DE SOUSA SERRA PINTO
Doutoranda em Saúde Pública, Mestre em Gerontologia (Universidade Católica Portuguesa), Especialista em Saúde Materno-Infantil (UFMA), Atuação Exclusiva Com Terapia Infusional Desde 2012.

MARIA CLARA MILAN BIANCO
Acadêmica do Curso de Medicina da União das Faculdades dos Grandes Lagos (UNILAGO).

LAIS CHAUD GIRALDI
Acadêmica do Curso de Medicina da União das Faculdades dos Grandes Lagos (UNILAGO).

Prefácio

A abordagem aos acessos vasculares sejam eles superficiais, profundos ou mesmo intra – ósseos, são prática comum da Medicina de Emergência e da Medicina Intensiva. Estão descritos entre os procedimentos mais realizados no Departamento de Emergência e no Centro de Terapia Intensiva. Esse manual visa apresentar de forma prática e objetiva os principais aspectos relacionados à abordagem dos acessos vasculares seja através da descrição em capítulos sobre técnica e forma de obtenção, mas também cuidados assistenciais ou mesmo a gestão desses procedimentos como descrito no capítulo de Protocolos Gerenciados em Acessos Vasculares. Esperamos que esse manual possa contribuir para sua prática clínica, fornecendo um instrumento atualizado de apoio aos processos diários de cuidados dos pacientes graves. Esta é a maior finalidade dá suporte ao Intensivista e Emergencista no cuidado do paciente grave.

Helio Penna Guimarães
Presidente ABRAMEDE

Apresentação

Ao ser convidado para ajudar nessa publicação, reunimos um TIME de Experts no Cuidado em Pacientes Críticos. Optamos por escrever um material didático, enxuto e extremamente prático e atualizado, refletindo o que há de mais novo sobre o tema e garantindo um literatura adequada para o nosso dia a dia no cuidados desses pacientes.

O livro foi dividido em 12 capítulos:
- Anatomia Básica do Sistema Vascular
- Materiais para Acesso Venoso Central e Periférico
- Protocolos Gerenciados em Acessos Vasculares
- Acessos Arteriais
- Acesso Venoso Central por Localização Anatômica
- Acesso Venoso Central Guiado por Ultrassonografia
- Particularidades No Acesso Vascular em Pediatria
- Acessos Venosos Periféricos
- Acesso Intraósseo
- Cateter Central Inserção Periférica
- Cateteres Venosos de Longa Permanência
- Complicações dos Acessos Vasculares

Em alguns dos capítulos, foram colocados vídeos reais demonstrando alguns dos procedimentos rotineiramente realizados pelos Médicos Emergencistas e Intensivistas. Tomamos o cuidados sempre de garantir o sigilo profissional e proteger a intimidade dos nossos pacientes. Foram capítulos que dedicadamente foram escritos buscando-se a melhor evidência médica disponível. Em cada capítulo, mesmo para os colegas médicos ou estudantes menos experientes, eles terão acesso a uma linguagem clara e concisa que lhes permitirão o correto entendimentos dos temas abordados. Esse livro poderá ser utilizado tanto para pacientes adultos quanto pacientes pediátricos.

A Medicina de Emergência e a Medicina Intensiva são duas grandes paixões, são consideradas especialidades médicas irmãs, mas estão em momentos de "vida" distintos. A Medicina Intensiva já está consolidada no Brasil, devido à atuação de longa data da AMIB (Associação Medicina Intensiva Brasileira). A Medicina Emergência é uma especialidade nova no Brasil, possui menos de cinco anos de existência oficial, o que significa que nossa especialidade ainda está se consolidando no cenário nacional. Precisamos muito de Médicos Emergencistas capacitados que atuem com Gestores e que busquem mudar a realidade de nossos Departamentos de Emergência. Destaca-se com tendo papel fundamental nesse processo de consolidação da Medicina de Emergência no

Brasil a nossa ABRAMEDE (Associação Brasileira de Medicina de Emergência), instituição séria, fundada em 2008 pelos valorosos Amigos Frederico Arnaud e Luiz Alexandre.

Essa simples obra veio preencher uma pequeníssima lacuna existente no correto manejo e gerenciamento dos acessos vasculares em nossos pacientes críticos, seja nos cenários de Medicina de Emergência ou Medicina Intensiva.

Espero que aproveitem!

Kaile de Araújo Cunha
Presidente ABRAMEDE/MA –
Associado Representante AMIB –
Presidente Medical Students

Agradecimentos

A todos os Médicos Emergencistas e Intensivistas que dedicam sua vida ao cuidados dos pacientes graves, especialmente num período tão delicado da pandemia por COVID 19 como foi no ano de 2020. Eles merecem todo o nosso respeito e apreço. Gostaria de agradecer aos meus grandes amigos Kaile, Sthefano e Juang pela honra de poder dividir essa publicação em conjunto!

Agradeço de maneira especial à Editora dos Editores, particularmente Alexandre Rzezinski, que tem sido sempre um companheiro na publicação de novas obras e na disseminação do conhecimento médico pelo país.

Helio Penna Guimaraes

Agradeço imensamente a minha mãe (Dona Eudete) e meu pai (Seu Cunha) por terem me dado aquilo que eles podiam não medindo esforços dentro de suas possibilidades para que eu conseguisse estudar e me desenvolver profissionalmente. Agradeço também a Monique, que detém toda a minha admiração, respeito e amor.

Agradeço aos meus amigos e companheiros de jornada na Medical Students (Helio, Fernando, Hyroan, Anselmo, Arthur, Danyelle, Juang e Stephano) a quem tenho muito apreço e admiração e que me ajudaram a escrever os capítulos!

Kaile de Araújo Cunha

Agradeço aos Professores Hélio Penna Guimarães e Kaile Cunha pela honrosa oportunidade de participar da elaboração deste Manual de Acessos Vasculares que certamente irá contribuir com a prática diária de inúmeros profissionais da área da saúde.

Agradeço aos meus familiares pelo apoio incondicional durante minha caminhada na profissão médica, em especial meus pais, Edmo e Maria Lúcia, meu irmão Edmo e minha esposa Camila.

Sthefano Atique Gabriel

Agradeço a meus pais, irmãos e amigos por terem sempre me apoiado durante minha caminhada no cuidado de pacientes críticos. E especialmente à Jaque, minha querida e grande companheira que tem participado ativamente das minhas atividades acadêmicas.

Juang Horng Jyh

Sumário

1. Anatomia Básica do Sistema Vascular, 1
   Marcus Alexandre Mendes Luz, Rodrigo Castro, Edmo Atique Gabriel, Sthefano Atique Gabriel

2. Materiais para Acesso Venoso Central e Periférico, 11
   Daniela Comelis Bertolin, Karen Leite D'Avila Reis, Camila Baumann Beteli, Sthefano Atique Gabriel

3. Protocolos Gerenciados em Acessos Vasculares, 19
   Helio Penna Guimarães, Kaile de Araujo Cunha, Bernardo Bastos Wittlin, Fernando Couto Portela, Hyroan Brandell Pereira Correa, Joseane Arruda Ribeiro

4. Acessos Arteriais, 65
   Tatyanny Marques de Jesus, Ana Paula Ribeiro Francisco, Gabriel Cardoso Finotti, Arthur Paz Oliveira Moura, Camila Baumann Beteli, Sthefano Atique Gabriel

5. Acesso Venoso Central por Localização Anatômica, 71
   Helio Penna Guimaraes, Kaile de Araújo Cunha, Fernando Couto Portela, Danyelle Rocha da Silva, Guilherme Aragão Bringel, Monique da Silva Portela

6. Acesso Venoso Central Guiado por Ultrassonografia, 87
   Helio Penna Guimaraes, Kaile de Araújo Cunha, Fernando Couto Portela, Hyroan Brandell Pereira Correia, Anselmo Alves de Souza

7. Particularidades no Acesso Vascular em Pediatria, 115
   Juang Horng Jyh, Jaqueline Tonelotto

8. Acessos Venosos Periféricos, 125
   Arthur Paz Oliveira Moura, Guilherme Aragão Bringel, Joseane Arruda Ribeiro, Monique da Silva Portela, Kaile de Araujo Cunha

9. Acesso Intraósseo, 137
   Helio Penna Guimaraes, John Cook Lane, Kaile de Araújo Cunha, Anselmo Alves de Souza, Danyelle Rocha da Silva

10. O Cateter Venoso Central de Inserção Periférica – Peripherally Inserted Central Catheter, PICC, 149
    Fernando Couto Portela, Hyroan Brandell Pereira Correia, Joseane Arruda Ribeiro, Monique da Silva Portela, Kaile de Araújo Cunha

11. Cateteres Venosos de Longa Permanência, 169
    Mariana Alves Scocca, Daniela Comelis Bertolin, Allana Meza Veiga Cabral de Sousa Serra Pinto, Camila Baumann Beteli, Sthefano Atique Gabriel

12. Complicações dos Acessos Vasculares, 175
    Maria Clara Milan Bianco, Lais Chaud Giraldi, Edmo Atique Gabriel, Camila Baumann Beteli, Sthefano Atique Gabriel

1. Anatomia Básica do Sistema Vascular

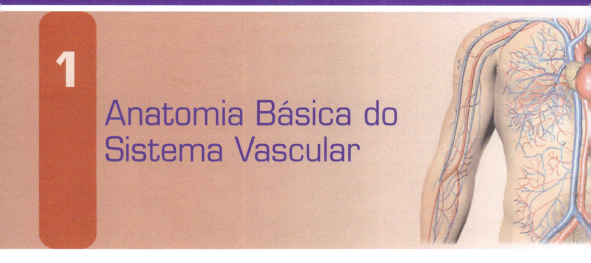

Marcus Alexandre Mendes Luz
Rodrigo Castro
Edmo Atique Gabriel
Sthefano Atique Gabriel

INTRODUÇÃO

O sistema circulatório percorre todas as regiões do corpo humano e oferece diversas opções de acesso vascular, tanto venoso quanto arterial, ao profissional que necessita administrar medicações, drogas vasoativas e infundir líquidos para reposição volêmica no paciente internado no pronto socorro, na enfermaria, no centro cirúrgico e na unidade de terapia intensiva.

Os principais segmentos anatômicos utilizados como acesso vascular incluem a região cervical (especialmente as veias jugulares externa e interna), os membros superiores (através das veias cefálicas para punção venosa e da artéria radial e braquial para cateterismo arterial) e os membros inferiores (através da região inguinal com a punção da veia femoral comum e da artéria femoral comum para procedimentos percutâneos endovasculares).

Com o aumento exponencial dos exames diagnósticos intravasculares e dos tratamentos minimamente invasivos por cirurgia endovascular, é fundamental o conhecimento adequado da anatomia vascular aplicada ao acesso vascular.

ANATOMIA DA REGIÃO CERVICAL ANTERIOR

A região cervical anterior é dividida em quatro trígonos, dentre os quais destacamos o trígono carótico, que contém os grandes vasos que transitam no pescoço e estão diretamente relacionados à irrigação cefálica e cervical.

O trígono carótico é delimitado pelo ventre posterior do músculo digástrico, pelo músculo estilo-hióideo, pelo ventre superior do músculo omo-hióideo e pela margem anterior do músculo esternocleidomastóideo. A artéria carótida comum e a veia jugular interna são vasos calibrosos que percorrem juntos o espaço do trígono, parcialmente recobertos pelo ventre do músculo esternocleidomastóideo em seu terço inferior e acompanhados por uma cadeia de linfonodos profundos (Figura 1.1A e 1.1B).

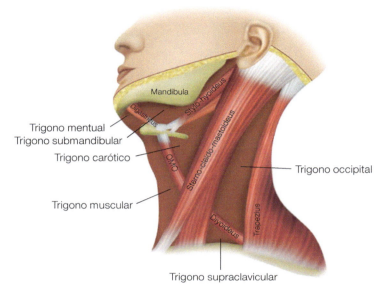

Figura 1.1A – Aspecto esquemático da Trígono Carótico.

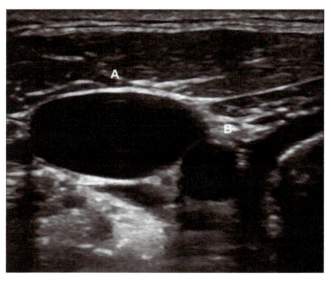

Figura 1.1B – Corte ultrassonográfico em Modo B no plano transversal. Demonstração de corte cervical com visualização da veia jugular interna (A) e da artéria carótida comum (B).

Considerando a estratigrafia cervical, no plano superficial identificamos imediatamente abaixo do tegumento o músculo platisma disposto sobre a lâmina superficial, fáscia muscular que envolve o ventre do músculo esternocleidomastóideo e os demais componentes musculares no plano próximo à superfície. No plano profundo ao músculo esternocleidomastóideo, uma lâmina contínua de tecido conjuntivo denominada de lâmina pré-traqueal se interpõe envolvendo o músculo omo-hióideo e separando o compartimento do músculo esternocleidomastóideo do feixe vasculonervoso adjacente, tendo no espaço medial a glândula tireóide.

Esse feixe é composto pela *artéria carótida comum*, pela *veia jugular interna* e pelo *nervo vago*, envoltos pela bainha carótica. No interior da bainha, a artéria carótida comum ocupa posição medial, enquanto que a veia jugular interna é lateral e o nervo vago geralmente intermediário e posterior aos vasos. Variações nessa sintopia incluem uma rara disposição da veia jugular interna anterior ou posterior à artéria carótida comum. A alça cervical profunda cruza o terço médio da veia jugular e o nervo frênico, estabelecendo sintopia com o seu terço inferior.

A *veia jugular interna* parte da base do crânio atravessando o forame jugular, percorre em trajeto descendente o espaço do trígono carótico anteriormente ao músculo esternocleidomastóideo e projeta-se inferiormente a ele em direção à veia braquiocefálica. Nesse curto trajeto no trígono carótico, a veia jugular interna recebe a veia facial e a veia tireóidea superior como tributárias. Como rara variação, a jugular interna pode receber tributação da veia laríngea superior, veia torácica suprema, veia vertebral e veia cervical transversa.

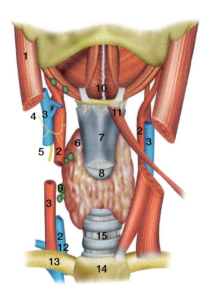

Figura 1.2 – Região cervical anterior: 1. Músculo esternocleidomastóideo. 2. Artéria carótida comum. 3. Veia jugular interna. 4. Alça cervical. 5. Nervo vago. 6. Glândula tireóide 7. Cartilagem tireóidea 8. Cartilagem cricóidea. 9. Linfonodos profundos. 10. Osso hióide. 11. Músculo omo-hióideo. 12. Tronco braquiocefálico. 13. Veia braquiocefálica. 14. Osso esterno – manúbrio. 15. Traquéia.
Fonte: Esquema adaptado de MERZ, H. Schémas D'Anatomie Topographique. Paris: G. Doin & Co., p. 65, 1950).

A *veia jugular externa* comumente percorre superficialmente o ventre do músculo esternocleidomastóideo com trajeto oblíquo em direção à margem posterior do músculo, desaparecendo na margem superior da clavícula.

Contudo, diferentemente da jugular interna, as variações na topografia da jugular externa são muito numerosas e não se pode estabelecer um padrão de normalidade. Essas variações incluem ausência do vaso unilateralmente ou bilateralmente, variações de diâmetro assimétricas e angulações atípicas. Como variação na tributação, a veia jugular externa pode receber a veia facial, veia lingual e veia cefálica, ou ainda tributar na veia jugular interna.

ANATOMIA DO TRÍGONO CLAVIPEITORAL

O trígono clavipeitoral é uma região triangular delimitada superiormente pela clavícula, medialmente pelo músculo peitoral maior e lateralmente pelo músculo deltóide. Em plano superficial, a região apresenta uma delgada camada de tegumento amplamente vascularizada por uma rede venosa superficial que tributa na veia cefálica.

No trígono, *a veia cefálica*, principal vaso venoso, possui trajeto superficial e ascendente no membro superior, transitando na margem medial do músculo deltoide até sua fixação na clavícula, onde contorna sua margem inferior e tributa na veia axilar profunda depois de atravessar a fáscia clavipeitoral, em sintopia com os ramos peitorais da artéria toracoacromial, com o nervo peitoral maior e com os linfonodos deltopeitorais.

A veia axilar projeta-se inferiormente à clavícula até a margem lateral da primeira costela, sendo então denominada de veia subclávia, com tributação na veia braquiocefálica.

A tributação da veia cefálica pode ocorrer na veia basílica como variação importante, pois resulta na ausência unilateral ou bilateral do vaso no trígono clavipeitoral.

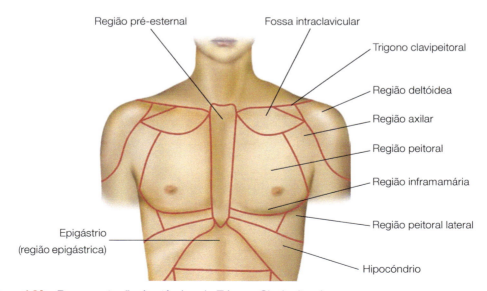

Figura 1.3A – Representação Anatômica do Trígono Clavipeitoral.

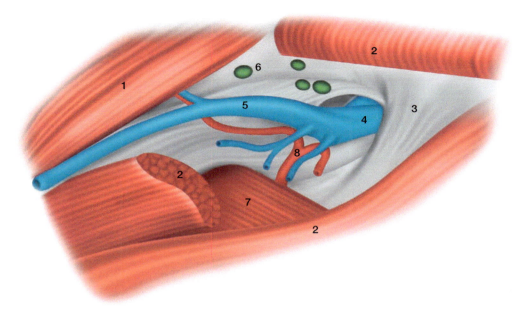

Figura 1.3B – Trígono Clavipeitoral e seu limites anatômicos. 1. Músculo deltoide. 2. Músculo peitoral maior. 3. Fáscia clavipeitoral. 4. Veia axilar. 5. Veia cefálica. 6. Linfonodo (inconstantes). 7. Músculo peitoral menor. 8. Artéria toracoacromial.
Fonte: Esquema adaptado de TESTUT, L.; JACOB, O. Anatomía Topográfica. Barcelona: Salvat, Octava Edición, Tomo segundo, p.704, 1952).

ANATOMIA DO TRÍGONO FEMORAL

O trígono femoral compreende a região delimitada superiormente pelo ligamento inguinal, lateralmente pelo músculo sartório e medialmente pelo músculo grácil (Figura 1.4A – 1.4C).

O tegumento dessa região é delicado e adjacente a ele encontramos os linfonodos inguinais superficiais margeando o hiato safeno, distribuídos medialmente e lateralmente à veia safena magna, e em plano profundo ao hiato, observamos os linfonodos inguinais profundos junto à veia femoral, acompanhante da artéria femoral.

O ramo femoral do nervo genitofemoral se distribui superficialmente, lateralmente ao hiato e medialmente, observamos os ramos superficiais do nervo ilio-hipogástrico e ilioinguinal. O ramo cutâneo anterior do nervo femoral acompanha lateralmente o trajeto da veia safena magna.

A *veia safena magna* é um vaso superficial, calibroso, que transita medialmente na face interna da coxa em trajeto ascendente, atravessando o hiato safeno e tributando na veia femoral inferiormente ao terço mais distal do ligamento inguinal. Junto ao hiato safeno, a veia safena magna recebe como tributárias a veia safena acessória, as veias pudendas externas, a veia circunflexa ilíaca superficial e a veia epigástrica superficial.

Anatomia Básica do Sistema Vascular

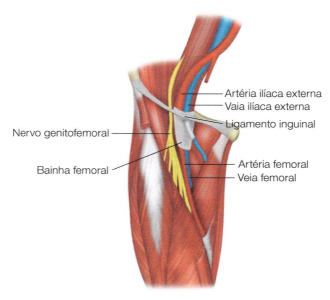

Figura 1.4A – Representação Anatômica do Trígono Femoral.
Fonte: Modificado de Irwin e Rippie).

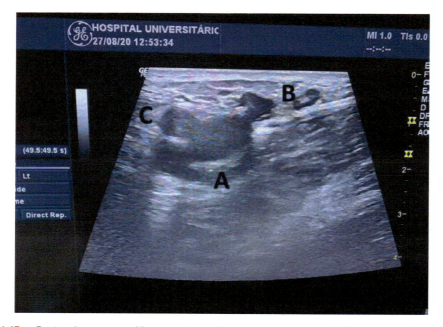

Figura 1.4B – Corte ultrassonográfico em Modo B no plano transversal. Demonstração da junção safeno-femoral com visualização da confluência da veia safena magna (B) com a veia femoral comum (A). Em (C), nota – se a artéria femural.
Fonte: Arquivos dos autores.

Anatomia Básica do Sistema Vascular

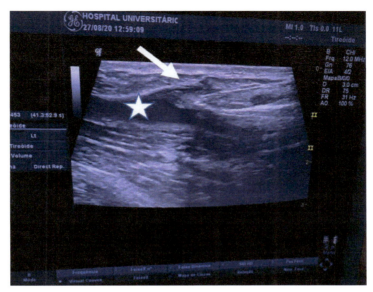

Figura 1.4C – Corte ultrassonográfico em Modo B no plano longitudinal. Demonstração da junção safeno-femoral com visualização da confluência da veia safena magna (seta) com a veia femoral comum (estrela).
Fonte: Arquivo dos autores.

As variações observadas na região do trígono incluem a duplicação da veia safena magna, com tributação em pontos distintos ou em ponto comum na veia femoral. A duplicação da veia femoral também é descrita na literatura, com trajeto paralelo ou circundante à artéria femoral.

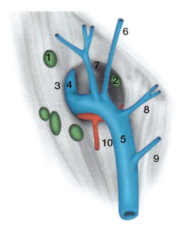

Figura 1.5 – Trígono femoral. 1. Linfonodo inguinal superficial. 2. Linfonodo inguinal profundo. 3. Hiato safeno. 4. Veia femoral. 5. Veia safena magna. 6. Veia epigástrica superficial. 7. Veia circunflexa ilíaca superficial. 8. e 9. Veias pudendas externas. 10. Artéria pudenda externa.
Fonte: Esquema adaptado de TESTUT, L.; JACOB, O. Anatomía Topográfica. Barcelona: Salvat, Octava Edición, Tomo segundo, p.936, 1952).

ANATOMIA DA FOSSA CUBITAL

Na parte superior da face anterior do antebraço encontramos a fossa cubital. Esta região é delimitada medialmente pelo músculo pronador redondo, lateralmente pelo músculo braquiorradial e superiormente por uma linha imaginária que conecta os epicôndilos umerais. Sendo assim, conseguimos observar esta região anatômica com uma forma geometricamente triangular. Formando o assoalho da fossa cubital temos os músculos braquial e supinador. O teto da região é constituído pela fáscia profunda do antebraço que recebe o reforço da aponeurose do músculo bíceps braquial em sua face medial.

A região da fossa cubital se destaca na prática médica devido a superficialidade e as comunicações existentes entre os vasos mais calibrosos do membro superior, a veia cefálica e a veia basílica. Estes vasos são utilizados frequentemente para transfusões sanguíneas, punções venosas, passagem de cânulas para exames mais elaborados das câmaras cardíacas, como cateterismos por exemplo. Dentre as conexões presentes na fossa cubital podemos destacar a veia intermédia do cotovelo. Anatomicamente ocorrem um grande número de variações para este vaso no qual o padrão mais comum é o percurso oblíquo, entre a veia cefálica e a veia basílica, tendo como tributária a veia intermédia do antebraço (drena o plexo venoso palmar superficial). Uma variação frequente da v. intermédia do antebraço é seu formato em "Y" desembocando concomitantemente na veia cefálica e na veia basílica, não apresentando neste caso a veia intermédia do cotovelo.

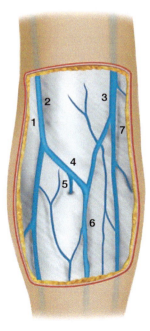

Figura 1.6 – Fossa cubital. 1. Tegumento. 2. Veia cefálica. 3. Veia basílica. 4. Veia intermédia do cotovelo. 5. Anastomose venosa com a rede profunda. 6. Veia intermédia do antebraço. 7. Linfonodo cubital.
Fonte: Esquema adaptado de TESTUT, L.; JACOB, O. Anatomía Topográfica. Barcelona: Salvat, Octava Edición, Tomo segundo, p.767, 1952.

REFERENCIAS

1. Testut, L.; Jacob, O. Anatomía Topográfica. Barcelona: Salvat, Octava Edición, 1979.
2. Bergman, R.A.; Thompson, S.A.; AFIFI, A. K.; Saadeh, F.A. Compendium of Human Variation. Munich: Urban & Schwarzenberg, 1998.
3. Paulsen, F.; Waschke, J. Sobotta Atlas de Anatomia Humana. Rio de Janeiro: Guanabara Koogan, 2018.
4. Waschke, J.; Böckers, T.M.; Paulsen, F. Sobotta Anatomia Clínica. Rio de Janeiro: Elsevier, 2019.
5. Chen. S.S.; Prasad, S.K. Long saphenous vein and its anatomical variations. Australas J. Ultrasound Med.,12(1): 28–31, 2009.
6. Dangelo, J. G.; Fattini, C. A.; Anatomia humana sistêmica e segmentar. 3. Ed. São Paulo: Editora Atheneu, 2007.
7. Standring, S.; Gray's, anatomia [tradução Denise Costa Rodrigues, et al.]. 40. Ed. Rio de Janeiro: Editora Elsevier, 2010.

2. Materiais para Acesso Venoso Central e Periférico

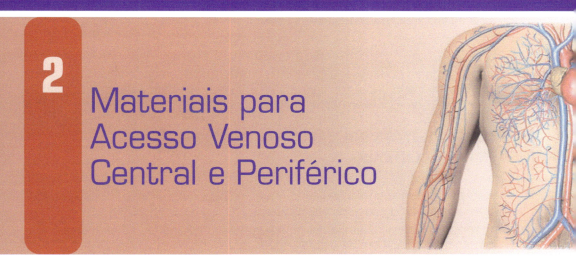

Daniela Comelis Bertolin
Karen Leite D'Avila Reis
Camila Baumann Beteli
Sthefano Atique Gabriel

INTRODUÇÃO

Os acessos vasculares periféricos e centrais representam as principais vias de comunicação e porta de entrada ao sistema venoso. A partir de veias periféricas e centrais, é possível administrar cristalóides e concentrados de hemácias para pacientes politraumatizados, infundir medicações e drogas vasoativas para pacientes graves internados em unidades de terapia intensiva e oferecer nutrição parenteral para indivíduos desnutridos em pré e pós operatório de cirurgias abdominais e oncológicas.

As principais complicações associadas aos acessos venosos são representados pelos processos infecciosos locais e sistêmicos e pela trombose venosa do cateter vascular. Medidas simples, tais como, indicação correta do tipo de acesso venoso a ser utilizado, punção venosa única guiada por ultrassom e o correto uso dos materiais necessários para cateterização das veias periféricas e centrais são fundamentais para prevenção e para o controle de infecções associadas aos cateteres venosos.

Neste capítulo, apresentamos os principais materiais utilizados para a punção venosa periférica e central.

INDICAÇÕES DOS ACESSOS VENOSOS

Os acessos venosos periféricos (AVP) são indicados para administração intravenosa de drogas e fluidos, transfusão de hemoderivados, tratamento quimioterápico, reposição volêmica vigorosa durante procedimentos cirúrgicos, aplicação de contraste para exames diagnósticos e tratamentos endovasculares e cuidados de emergência.

Os acessos venosos centrais (AVC), por outro lado, proporcionam acesso seguro à circulação sistêmica e permitem a administração de medicamentos vasoativos e soluções hipertônicas. Também podem ser utilizados na monitorização da pressão venosa central e passagem cateter artéria pulmonar, no tratamento hemodialítico e em procedimentos hemodinâmicos, como por exemplo na inserção de filtros de veia cava inferior.

PRINCIPAIS CATETERES UTILIZADOS NAS PUNÇÕES VENOSAS PERIFÉRICAS E CENTRAIS

- Cateter agulhado:
  - Indicação: acesso venoso periférico. Vasos de pequeno calibre e superficiais. Manutenção: até 24 horas após a sua inserção.
  - Apresenta numeração ímpar inversamente proporcional ao calibre da agulha. Quanto maior o número do cateter menor será o calibre da agulha.
- Cateter sobre agulha:
  - Indicação: vasos profundos. O cateter veste uma agulha de menor calibre e mais longa, apresentando, portanto, numeração par.
- Cateter sob agulha:
  - Indicação: acesso venoso central.
  - Agulha longa, de grosso calibre, por dentro da qual o cateter se insere.
  - Apresentam-se em tamanhos: 16G, 19G e 22G.
- Cateter multilúmen:
  - Indicação: acesso venoso central para drogas que necessitam de via exclusiva de administração.
  - Apresenta mais de uma via destinada a infusão de drogas.
- Cateter venoso central inserido perifericamente:
  - Indicação: acesso venoso central.
  - Atinge a veia cava superior através de um acesso periférico.
- Cateter venoso central não tunelizado:
  - Indicação: acesso venoso central.
  - Acesso realizado diretamente em veias centrais como veias jugulares internas, veias femorais e veias subclávias.
- Cateter venoso central tunelizado:
  - Indicação: acesso venoso central.
  - Acesso de permanência prolongada e inserido por via cirúrgica.

PUNÇÃO VENOSA PERIFÉRICA

A punção venosa periférica consiste na inserção de um dispositivo no interior de uma veia periférica, preferencialmente localizada no membro superior. As veias cefálica e braquial constituem as principais veias utilizadas para punção venosa periférica.

A – Materiais para punção venosa periférica

Antes de realizar a punção venosa periférica é importante escolher o tipo de cateter a ser inserido e a composição do mesmo de acordo com o local a ser puncionado, o tipo de veia e a finalidade do acesso venoso. O material utilizado na fabricação dos cateteres venosos e seus componentes influenciam diretamente na ocorrência de complicações. Dada a especificidade de cada material, as técnicas utilizadas para a inserção devem seguir as recomendações do fabricante.

Os materiais mais usados na composição dos catetes venosos periféricos são o poliuretano, *teflon* e os chamados *latex-free*, constituídos de silicone. Os cateteres constituídos por estes materiais envolvem a agulha de punção e permanecem em contato com o vaso, adaptando-se à rede venosa. O aço inoxidável é utilizado na fabricação de cânulas metálicas, introdutores bipartidos para a inserção de cateteres e dispositivos com asas para punção periférica. Todos possuem biocompatibilidade semelhante, no entanto o grau de irritabilidade vascular é maior nos cateteres de aço e *teflon*, menos flexíveis do que os de silicone e poliuretano, os quais possuem melhor adaptabilidade à veia.

Os cateteres deverão ser radiopacos e descatáveis, pois são considerados produtos para a saúde de reprocessamento proibido e por esta razão, em casos de insucesso no procedimento, os mesmos não podem ser usados para uma nova tentativa de punção. A Figura 2.1 apresenta os principais materiais utilizados para punção venosa periférica, incluindo alguns tipos de cateteres venosos utilizados na prática clínica.

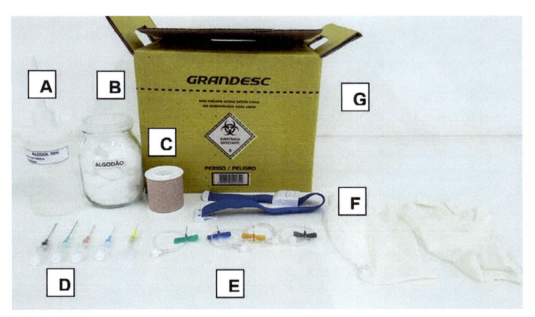

Figura 2.1 – Materiais utilizados para punção venosa periférica.
A = algodão; B = álcool; C = fita adesiva hipoalergência; D = cateter sobre agulha; E = cateter agulhado; F = torniquete; G = caixa apropriada para descarte de perfurocortante.

B – Abordagem prática e demonstração para o acesso

O local de escolha deve levar em consideração uma avaliação integral do paciente, suas preferências, idade bem como características da pele.

Nos adultos, as veias de escolha para canulação periférica são as veias das superfícies dorsal e ventral dos antebraços. As veias de membros inferiores não devem ser utilizadas a menos que seja absolutamente necessário, em virtude do risco de tromboses, tromboflebites e fenômeno tromboembólicos.

Nas crianças deve-se escolher o vaso com maior probabilidade de duração do acesso, considerando-se as veias da mão, do antebraço e braço (região abaixo da axila);

Em crianças menores de três anos também podem ser consideradas as veias da cabeça, e caso a criança não caminhe, considera-se as veias do pé.

É recomendável considerar a preferência do paciente para a escolha do membro no qual será inserido o cateter e dar preferência a inserção do AVP no membro não dominante.

Seleção de materiais
- Cateter venoso;
- Torniquete;
- Luvas de procedimento;
- Material para fixação: fita hipoalergênica ou curativo de mesma natureza;
- Álcool 70%;
- Algodão.

Esses materiais estão ilustrados na Figura 2.1.

Descrevendo a técnica
1º) Explicação do procedimento ao paciente para deixá-lo confortável;
2º) Lavagem das mãos e seleção do material;
3º) Aplicação do torniquete para escolha da veia;
4º) Antissepsia;
5º) Nova aplicação do torniquete para realizar a punção venosa;
6º) Posicionamento e angulação da agulha de acordo com o tipo de pele e profundidade estimada da veia;
7º) Posicionamento do bisel voltado para cima e inserção do cateter;
8º) Observação do refluxo sanguíneo;
9º) Retirada do torniquete;
10º) Retirada asséptica do cateter intravenoso e contenção de sangramentos; 11º) Descarte de material perfurocortante;
12º) Observação das queixas e reações do paciente e registro dos procedimentos.

PUNÇÃO VENOSA CENTRAL

Os cateteres venosos centrais podem ser inseridos nas veias jugular interna, subclávia ou femoral. O local anatômico para a inserção destes deve ser escolhido de acordo com aptidão do profissional na técnica escolhida e a condição clínica do paciente. Em crianças, as veias jugulares internas e as femorais são as mais frequentemente cateterizadas. Em adultos, a veia subclávia é a via de escolha.

Os materiais necessários para tal estão descritos abaixo, vale ressaltar que se trata de um procedimento cirúrgico e, portanto, estéril.

Seleção de materiais

- EPI: Luvas de procedimentos; gorros; máscaras; avental estéril; óculos de proteção.
- Campos estéreis.
- Anestésico – Xylocaina sem vasoconstritor.
- Utilizar Ultrassonografia para guiar o acesso vascular.
- 1 Kit acesso venoso central (Figura 2.2), composto por:
  - 1 Cateter para acesso venoso central;
  - 04 pacotes de gases;
  - 01 seringa de 20 mL, 01 seringa de 10 mL, 01 agulha 40 × 12,01 agulha 25 × 7,01 agulha 13 × 4,5, fio de sutura mononylon 2.0 ou 3.0;
  - 1 par de luvas estéril;
  - 1 Equipo;
  - 1 frasco de solução salina de 250 mL;
  - 2 frascos de clorexidina (degermante e alcoólica);
  - Fita aderente.
- 1 Suporte de soro.
- Mesa de Mayo.
- Kit acesso central para procedimento, composto por:
  - 01 porta agulha;
  - - 01 tesoura;
  - - 01 pinça dente de rato;
  - - 01 kelly reta.
- Estabilizador sem sutura (Startlock®).

Descrevendo a técnica

1°) Explicação do procedimento ao paciente para deixá-lo confortável;
2°) Avaliação da Anatomia Ultrassonográfica do pacientes no sítio de punção vascular
3°) Lavagem das mãos e seleção do material;
4°) Antissepsia;
5°) Anestesia local do segmento a ser puncionado
6°) Punção venosa guiada por ultrassom vascular com agulha conectada a uma seringa sob aspiração contínua. Após a introdução do mesmo testar sua posição

Materiais para Acesso Venoso Central e Periférico

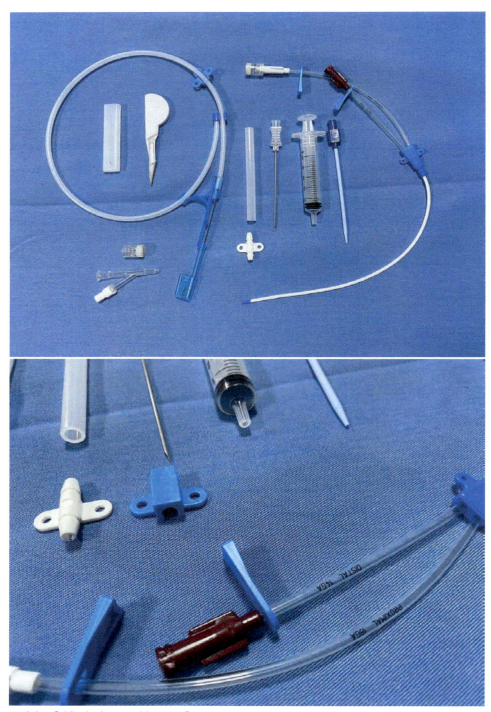

Figura 2.2 – O Kit de Acesso Venoso Central.

aspirando cerca de 5 ml de sangue venoso com a seringa que deve fluir sem maiores dificuldades.
7°) Passagem do fio guia e utilização da técnica de Seldinger
8°) Inserção do Cateter Venoso Central Duplo Lúmen
9°) Observação do refluxo sanguíneo;
10°) Fixação do Cateter Venoso Central;
11°) Curativo;
12°) Descarte de material perfuro cortante;
13°) Solicitar Radiografia de Tórax para avaliar o posicionamento do cateter venoso central ou realizar ultrassonografia point of care para avaliação do posicionamento do cateter, incluindo teste das bolhas (bubble test) e ultrassonografia pulmonar para evidenciar alguma complicação.
14°) Observação das queixas e reações do paciente e registro do procedimentos.

Esses materiais estão ilustrados na Figura 2.3.

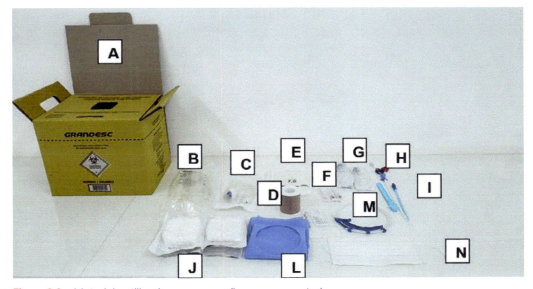

Figura 2.3 – Materiais utilizados para punção venosa central.
A = caixa apropriada para descarte de perfurocortante; B = SF 0,9%; C = equipo macrogotas; D = fita adesiva hipoalergência; E = luva estéril ; F = agulhas; G = seringas; H = cateter duplo lumen; I = guia alargador; J = gase estéril; L = campo estéril; M = fio guia; N = máscara.

REFERÊNCIAS
1. BRASIL. AGÊNCIA NACIONAL DE VIGILÂNCIA SANITÁRIA. Medidas de Prevenção de Infecção Relacionada à Assistência à Saúde/ Agência Nacional de Vigilância Sanitária.-Brasília. Anvisa, 2017.
2. Carlotti APC. Acesso Vascular. Medicina (Ribeirão Preto). v. 45. n. 2. p. 208-214, 2012.

3. Cateterismo Venoso Periférico: Compreensão e Avaliação das Práticas de Enfermagem. Texto e Contexto Enfermagem. v.28. p.1-16, 2019.
4. Frykholm P. et al. Clinical Guideline on Central Venous Catheterisation. Acta Anaesthesiol Scand. v.58.p.508-524, 2014.
5. Oliveira A.K.A. Passos da Técnica de Punção Venosa Periférica. v. 21. p.188-195, 2014.
6. Santo M.K.D. et al. Cateteres venosos centrais de inserção periférica: alternativa ou primeira escolha em acesso vascular? J.Vasc. Bras. v.16. n.2. p.104-112, 2017.
7. Shimidli J. et al. Vascular Acess: 2018 Clinical Practice Guideline of the European Society Vascular Surgery (ESVS). Eur. J. Vasc. Endovasc. Surg. v.55. p.757-818, 2018.
8. Silva AG; Oliveira AC. Impacto da Implementação dos Bundles na reduçãoi das infecções da corrente sanguínea: uma revisão integrativa. Texto e Contexto Enfermagem; v. 27. p.1-13, 2018.
9. Silva GD, et al. Guidelines for intravascular catheter-related infections. Rev. Enf. UFPE online. v.6. n.12. p. 3087-9, 2012.
10. Vasques CI; Custódio CS. Acessos Vasculares. In: Santos M. Diretrizes Oncológicas. 2°ed. Rio de Janeiro: Elsevier, 2017, cap. 40.p.549-556.
11. Duran-Gehring PE, Guirgis FW, Mckee KC, et al. The bubble study: ultrasound confirmation of central venous catheter placement. *Am J Emerg Med*. 2015;33(3):315-319. doi:10.1016/j.ajem.2014.10.010.

3 Protocolos Gerenciados em Acessos Vasculares

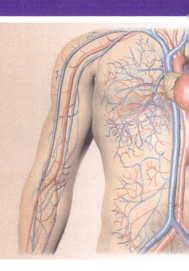

Helio Penna Guimarães
Kaile de Araujo Cunha
Bernardo Bastos Wittlin
Fernando Couto Portela
Hyroan Brandell Pereira Correa
Joseane Arruda Ribeiro

INTRODUÇÃO

As Infecções de Corrente Sanguínea Associadas a Cateteres Centrais (ou IPCS – Infecção Primária de Corrente Sanguínea) constituem um grave problema de saúde pública. É a infecção associada a cuidados em saúde que apresenta o maior potencial preventivo desde que sejam implementadas medidas de controle e gerenciamento e adesão aos bundles de boas práticas de inserção, propostos pelo Institute of Healthcare Improvement (IHI). As IPCS estão relacionadas a importantes desfechos desfavoráveis, sendo responsáveis pelo aumento da mortalidade (15 a 25% em países de elevada renda ou até mesmo de 40 a 50% em países de média ou baixa renda), aumento do tempo de permanência na UTI (07 a 19 dias), além de produzir aumento dos custos hospitalares (custo atribuído não ajustado à inflação das IPCS variou até U$ 70.000 por episódio de infecção nos EUA)[1-4].

Nos EUA, aproximadamente 48% dos pacientes internados em UTI possuem cateter venoso central, o que corresponde a mais de 5 milhões de cateteres venosos centrais (CVC) inseridos por ano ou mais 15 milhões de CVC/dia. Estima – se que a incidência de IPCS na Europa e nos Estados Unidos oscile em torno 1 a 3 episódios/1000 cateter – dia. Na América Latina, nossa incidência fica em torno de 7 a 10 episódios/1000 cateter – dia[5]. Em 2008 Pronovost et al afirmaram que nos Estados Unidos ocorriam mais 80.000 infecções de corrente sanguínea associada a cateter central (IPCS), ocasionando pelo menos 28.000 a 30.000 mortes em pacientes em UTI[6]. No período de 2008 a 2014, houve uma redução de 50% nas taxas de incidência de IPCS e redução adicional de 9% nos anos de 2016 e 2017. Apesar de todos os esforços, ainda são reportados aproximadamente 22.000 IPCS por ano, demonstrando a necessidade de se manter esforços contínuos e adesão às estratégias de prevenção estabelecidas, bem como o desenvolvimento de novas intervenções[7].

EPIDEMIOLOGIA DAS IPCS NO BRASIL E NOS EUA
Estados Unidos

De 2011 a 2017, o Centers for Disease Control and Prevention (CDC) National Healthcare Safety Network (NHSN) recebeu 136.264 notificações de IPCS de pelo menos 3.624 instituições de saúde no ano 2011 e 4.502 instituições de saúde no ano de 2017. O total de UTIs Adulto que realizaram notificação de IPCS aumentou discretamente de 3.302 em 2011 para 3312 em 2017, assim como se observou aumento discreto no total UTIs Pediátricas que realizaram notificações de IPCS, passando de 335 UTIs Pediátricas em 2011 para 364 UTIs Pediátricas em 2017. O que mais chamou atenção foi o aumento importante do número de Enfermarias Adulto, Pediátricas e Oncológicas que passaram regularmente a notificar ao CDC/NHNS sobre seus casos IPCS: total de Enfermarias Adulto notificantes foi de 1.486 em 2011 e 4.325 em 2017; total de Enfermarias Pediátricas notificantes foi de 388 em 2011 e 1030 em 2017; e total de Enfermarias Oncológicas notificantes foi 186 em 2011 e 457 em 2017 (Tabela 3.1 e 3.2).

Tabela 3.1 – Total de Notificações de IPCS para o National Healthcare Safety Network (NHSN) por Instituições de Saúde e por Local Atendimento de 2011 a 2017

Localização	2011	2012	2013	2014	2015	2016	2017
Instituições Saúde	3.624	3.711	3.767	3.909	4.284	4.367	4.502
UTI Adulto	3.302	3.338	3.313	3.313	3.308	3.300	3.312
UTI Pediátricas	335	349	349	353	361	365	364
Enfermarias Adulto	1.486	1.730	1.847	2.494	4.082	4.179	4325
Enfermarias Pediátricas	388	425	469	554	998	1.020	1.030
Enfermarias Oncológicas	186	201	244	302	416	435	457

Fonte: Centers for Disease Control and Prevention (CDC) National Healthcare Safety Network (NHSN)[7].

Tabela 3.2 – Total de Notificações de IPCS de acordo com a localização do paciente

Total de notificações de IPCS	2011	2012	2013	2014	2015	2016	2017
UTI Adulto	9.200	9.136	8.472	7.672	9.028	8.348	7.605
UTI Pediátricas	963	805	705	686	964	1030	958
Enfermarias Adulto	3.503	3.670	3.879	4.547	9.632	8.250	7282
Enfermarias Pediátricas	296	293	283	336	632	628	636
Enfermarias Oncológicas	1.741	1.975	2.904	3.239	5.302	5.673	5.991
Total IPCS	15.703	15.879	16.243	16.480	25.558	23.929	22.472

Fonte: Centers for Disease Control and Prevention (CDC) National Healthcare Safety Network (NHSN)[7].

Em 2017, segundo o CDC o principal patógeno causador de IPCS nas UTI Adultos (UTI A) foi a Candida spp representando 27% de todas as IPCS notificadas nas UTI A. Foi o único grupo de patógeno que apresentou aumento de sua incidência de 2011 a 2017 (RR: 1,30 e IC 95% de 1,22 a 1,38), enquanto houve reduções importantes nas taxas de IPCS no período de 2011 e 2017 pelos seguintes patógenos: Staphylococcus aureus (S. aureus), Staphylococcus coagulase negative e gram – negativos (Figura 3.1).

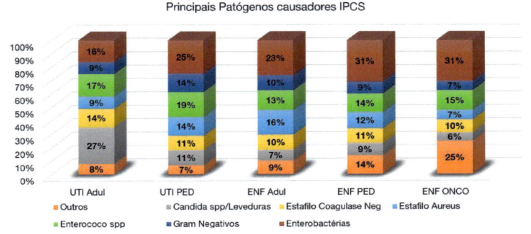

Figura 3.1 – Principais Patógenos causadores de IPCS em 2017.
Fonte: Centers for Disease Control and Prevention (CDC) National Healthcare Safety Network (NHSN)[7].

Nas UTIs Pediátricas, a família das enterobactérias (25%) constituíam – se nos principais agentes causadores de IPCS, seguidos pelos enterococos (19%), gram negativos (14%) e S. aureus (14%). Nas Enfermarias Adulto, os principais agentes eram as enterobactérias (23%) seguido pelo S. aureus (16%). Nas Enfermarias Pediátricas, as enterobactérias eram os principais agentes causadores de IPCS (31%) seguidas pelos enterococos (14%). Nas Enfermarias Oncológicas, os principais agentes eram enterobactérias (31%), seguidas por "outros agentes" (como estreptococos do grupo viridans) (25%) e enterococos (15%) (Figura 3.1).

Brasil

Desde 1999, a Agência Nacional de Vigilância Sanitária (Anvisa), através da Gerência de Vigilância e Monitoramento em Serviços de Saúde - GVIMS, é a responsável por coordenar o Programa Nacional de Prevenção e Controle de Infecções Relacionadas à Assistência à Saúde – PNPCIRAS. A partir de 2010, com a definição de critérios diagnósticos epidemiológicos nacionais das Infecções Relacionadas à Assistência à Saúde – IRAS, iniciou – se o monitoramento nacional de Infecção Primária de Corrente Sanguínea (IPCS) em pacientes em uso de Cateter Venoso Central (IPCS-CVC), internados em Unidade de Terapia Intensiva (UTI). Nesse momento, a notificação dos dados de IPCS tornou – se uma obrigatoriedade tanto para hospitais públicos quanto privados, desde que possuíssem UTI neonatal, pediátrica e adulto, com 10 (dez) ou mais leitos de UTI.

Desde 2014, independentemente da quantidade de leitos em cada UTI a notificação tornou – se obrigatória para todos os hospitais. Em 2018 a Anvisa monitorou indicadores de IPCS-CVC; Pneumonia Associada à Ventilação Mecânica (PAV); Infecção do Trato Urinário (ITU) associadas à cateter vesical de demora (CVD); indicadores de Infecção em Sítio Cirúrgico - ISC; perfil de resistência aos antimicrobianos - RM em IPCSL e em ITU; além de indicadores de processo como checklist de inserção de cateter venoso central em UTI e consumo de antimicrobiano (Dose Diária Definida - DDD) em UTI adulto. Nesse mesmo ano também iniciou-se o monitoramento nacional dos indicadores de IRAS nos serviços de diálise[8].

O PNPCIRAS (2016-2020) estabeleceu 01 objetivo principal, 04 objetivos específicos e 11 metas ou ações estratégicas, cujo propósito é reduzir a nível nacional a incidência das infecções relacionadas à assistência à saúde (IRAS) e tais ações foram pactuadas com as Coordenações Estaduais e Distrital de Controle de Infecção (CECIH). Observe:

Objetivo Geral do PNPCIRAS: Reduzir, em âmbito nacional, a incidência de Infecções Relacionadas à Assistência à Saúde (IRAS) em serviços de saúde.

Objetivo Específico 1: Consolidar o Sistema Nacional de Vigilância Epidemiológica das IRAS.

Meta 1 - Até 2020, 80% de todos os hospitais com leitos de UTI (adulto, pediátrico ou neonatal) notificando os seus dados de Infecção Primária da Corrente Sanguínea (IPCS) associada a cateter venoso central (CVC) com regularidade de notificação de 10 a 12 meses do ano.

Escalonamento da Meta	
Ano	Meta
2016	60%
2017	65%
2018	70%
2019	75%
2020	80%

Meta 2 - Até 2020, 80% de todos os hospitais com leitos de UTI (adulto, pediátrico ou neonatal) notificando os seus dados de Pneumonia Associada à Ventilação Mecânica (PAV), Infecção do trato urinário (ITU) associado à sonda vesical de demora (SVD) com regularidade de notificação de 10 a 12 meses do ano.

Escalonamento da Meta	
Ano	Meta
2017	60%
2018	70%
2019	75%
2020	80%

Meta 3 - Até 2020, 80% dos hospitais que realizam parto cirúrgico notificando os seus dados de infecção em cesariana nos 10 a 12 meses do ano.

Escalonamento da Meta	
Ano	Meta
2017	55%
2018	60%
2019	70%
2020	80%

Objetivo Específico 2: Reduzir nacionalmente a incidência das IRAS prioritárias.

Meta 4 – Até 2020, reduzir 15% da densidade de incidência de Infecção Primária da Corrente Sanguínea Laboratorial (IPCSL) associada ao uso de CVC em UTI adulto, pediátrica ou neonatal com taxa de infecção acima do percentil 90, tendo como valor de referência os dados de 2015.

Indicador: Número de casos novos de IPCS no período x 1000 / Cateter venoso central-dia no período.

Escalonamento da Meta	
Ano	Meta
2016	5%
2017	7,5%
2018	10%
2019	12,5%
2020	15%

Meta 5 – Até 2020, 50% dos hospitais com leitos de UTI adulto, pediátrica ou neonatal com Check list de Verificação das Práticas de Inserção Segura de Cateter Venoso Central (VPIS-CVC) implementado.

Indicador: Número de hospitais com leitos de UTI com Check list de VPIS-CVC implementado X 100 / Total de hospitais com leitos de UTI.

Escalonamento da Meta	
Ano	Meta
2017	20%
2018	30%
2019	40%
2020	50%

Meta 6 – Até 2020, 80% dos hospitais com leitos de UTI adulto, pediátrico ou neonatal com Protocolos implantados: Prevenção de PAV e ITU associada à SVD.

Indicador: Número de hospitais com protocolo de PAV e ITU implantados no ano x 100 / Número de hospitais com leitos de UTI no ano.

Escalonamento da Meta	
Ano	Meta
2017	55%
2018	60%
2019	70%
2020	80%

Objetivo Específico 3: Prevenir e controlar a disseminação da resistência microbiana em serviços de saúde.

Meta 7 – Até 2020, 70% das ações previstas no Plano Nacional para Prevenção e Controle de Resistência Microbiana em Serviços de Saúde executadas, conforme cronograma previsto nesse documento.

Indicador: Número de ações previstas no plano executadas no ano x 100 / Número de ações previstas no período.

Escalonamento da Meta	
Ano	Meta
2018	50%
2019	60%
2020	70%

Meta 8 – Até 2020, 80% de todos os hospitais com leitos de UTI (adulto, pediátrico ou neonatal) notificando os seus dados de Resistência Microbiana (RM) em IPCSL associada a CVC com regularidade de notificação de 10 a 12 meses do ano.

Indicador: Número de hospitais notificando seus dados de RM em IPCSL assoc. à CVC no ano x 100 / Número de hospitais com leitos de UTI notificando de 10 a 12 meses no ano.

Escalonamento da Meta	
Ano	Meta
2017	50%
2018	60%
2019	70%
2020	80%

Meta 9 – Até 2020, 80% dos hospitais com leitos de UTI adulto, pediátrica ou neonatal com Protocolos de Uso de Antimicrobianos implantados na UTI.

Indicador: Número de hospitais com protocolo de Uso de Antimicrobianos implantados no ano x 100 / Número de hospitais com leitos de UTI no ano.

Escalonamento da Meta	
Ano	Meta
2017	50%
2018	60%
2019	70%
2020	80%

Objetivo Específico 4: Consolidar o PNPCIRAS.

Meta 10 – Até 2020, a Anvisa deve atingir 80% dos índices de conformidade dos Componentes essenciais do PNPCIRAS, segundo os critérios da OMS.

Indicador: Resultado da Avaliação Annual.

Escalonamento da Meta	
Ano	Meta
2017	60%
2019	75%
2020	80%

Meta 11 – Até 2020, 90% dos estados com Programas Estaduais de Prevenção e Controle de IRAS implementados.

Indicador: Número de Programas Estaduais de Prevenção e Controle de IRAS implementados x 100 / Total de UF no país.

Escalonamento da Meta	
Ano	Meta
2017	60%
2018	70%
2019	80%
2020	90%

A PANORAMA ATUAL DO PROGRAMA NACIONAL DE PREVENÇÃO E CONTROLE DE INFECÇÕES RELACIONADAS À ASSISTÊNCIA À SAÚDE QUANTO À INFEÇÃO PRIMÁRIA DE CORRENTE SANGUÍNEA

META 1 – Notificação de IPCS por pelo menos de 80% dos Hospitais com UTIs até 2020

A meta nacional de notificação de IPCSL associada a CVC e PAV para 2018 (70%) foi superada nas três UTIs (adulto; pediátrica e neonatal) (Figura 3.2, Gráficos 3.1, 3.2 e 3.3, Tabela 3.3), sendo possível verificar as diferenças na regularidade de notificação de um estado para o outro.

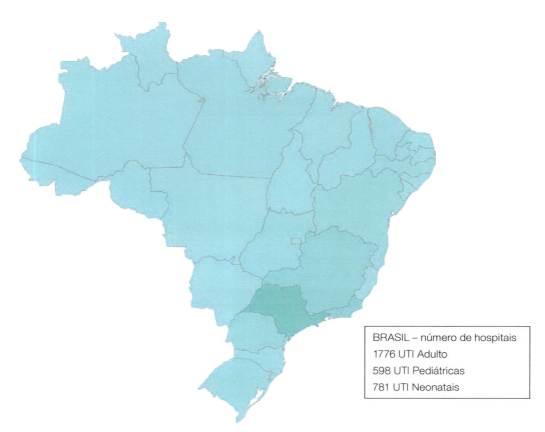

Figura 3.2 – Número total de hospitais que deveriam realizar notificação de IPCS, segundo a Anvisa no ano 2018.

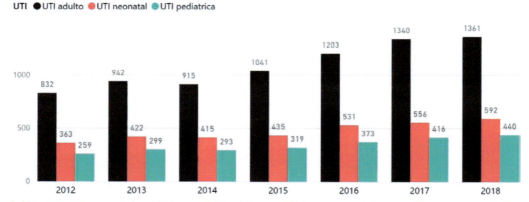

Gráfico 3.1 – Número de hospitais com UTI adulto, pediátrica e neonatal que notificaram seus dados para a Anvisa com regularidade de 10 a 12 meses de 2012 a 2018.

Protocolos Gerenciados em Acessos Vasculares

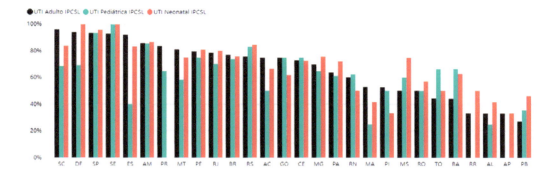

Gráfico 3.2 – Resultado da Meta 1 - Percentual de hospitais com leitos de UTI que notificaram IPCSL associada a CVC de 10 a 12 meses por tipo de UTI em 2018 (Análise por Estados).
Fonte: Boletim Segurança do Paciente e Qualidade em Serviços de Saúde nº 20: Avaliação dos indicadores nacionais das IRAS e RM 2018.

Tabela 3.3 – Resultado da Meta 1 - Percentual de hospitais com leitos de UTI que notificaram IPCSL associada a CVC de 10 a 12 meses por tipo de UTI e por estado em 2018 (Análise por Estados)

ESTADO Sigla	UTI Adulto IPCSI	UTI Pediátrica IPCSI	UTI Neo natal IPCSI
SC	96,15%	68,42%	83,87%
DF	94,00%	69,23%	100,00%
SP	93,56%	93,62%	95,73%
SE	92,86%	100,00%	100,00%
ES	92,00%	40,00%	83,33%
AM	86,00%	85,71%	86,67%
PR	83,76%	64,86 %	0,00%
MT	81,25%	58,33%	75,00%
PE	79,71%	75,00%	80,95%
RJ	78,67%	70,42%	80,23%
BR	77,00%	74,00%	76,00%
RS	75,82%	83,33%	84,78%
AC	75,00%	50,00%	66,67%
GO	75,00%	75,00%	61,90%
CE	73,00%	75,00%	72,73%
MG	70,00%	64,91%	75,68%
PA	63,83 %	61,11%	72,22%
RN	60,00%	62 ,50%	50,00%
MA	53,00 %	25,00%	41,67%
PI	52,63%	50,00%	33,33%
MS	50,00%	60,00%	75,00%

Continua...

Tabela 3.3 – Resultado da Meta 1 - Percentual de hospitais com leitos de UTI que notificaram IPCSL associada a CVC de 10 a 12 meses por tipo de UTI e por estado em 2018 (Análise por Estados) – continuação

ESTADO Sigla	UTI Adulto IPCSI	UTI Pediátrica IPCSI	UTI Neo natal IPCSI
RO	50,00%	50,00%	57,14%
TO	44,44%	66,67%	50,00%
BA	44,00%	66,67%	62,96%
RR	33,33%	0,00 %	50,00%
AL	33,00%	25,00%	41,67%
AP	33,00%	0,00%	33,33%
PB	27,27%	35,71%	46,15%

Fonte: Boletim Segurança do Paciente e Qualidade em Serviços de Saúde nº 20: Avaliação dos indicadores nacionais das IRAS e RM 2018.

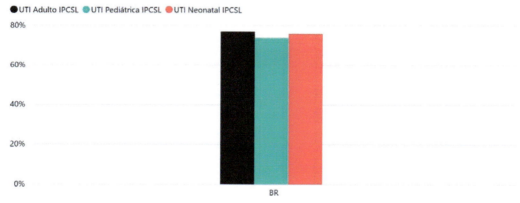

Gráfico 1.3 – Resultado da Meta 1 - Percentual de hospitais com leitos de UTI que notificaram IPCSL associada a CVC de 10 a 12 meses por tipo de UTI e por estado em 2018 (Brasil).
Fonte: Boletim Segurança do Paciente e Qualidade em Serviços de Saúde nº 20: Avaliação dos indicadores nacionais das IRAS e RM 2018.

Meta 4 – Redução 15% da densidade de incidência IPCSL associada ao uso de CVC em UTI adulto, pediátrica ou neonatal com taxa de infecção acima do percentil 90, tendo como valor de referência os dados de 2015

Houve redução maior que 10% na densidade de incidência (DI) de IPCLS apenas nas UTIs pediátricas (15.3%) e UTI neonatal na faixa de peso de 1.500 a 2.499g (12,2%). Quando se analisa os dados agregados de UTI neonatal, foi verificado que houve redução de 18,4% na DI das UTIs neonatais. Nas UTI Adulto, houve um aumento de 3,64% da DI, o que reforça a necessidade de intensificar o trabalho para reduzir as taxas de infecção (Tabela 3.4).

Tabela 3.4 – Resultados da Meta 4 - Densidade de incidência e percentil 90 (P90) da distribuição da densidade de incidência associada a CVC por UTI em 2018

Tipo de UTI	Densidade de incidência em 2018	Valor do P90 em 2018	Valor referência do P90 em 2015	% de Redução ou aumento do P90 em relação a 2015
UTI Pediátrica	4,60	12,20	14,40	Redução de 15,3%
UTI Neonatal todos os pesos	7,50	15,50	19,00	Redução de 18,4%
UTI Neonatal menor que 750 g	9,60	26,32	20,50	Aumento de 28,3%
UTI Neonatal 750 a 999 g	9,00	22,73	21,40	Aumento de 6,1%
UTI Neonatal 1.000 a 1.499 g	7,90	18,73	18,70	0
UTI Neonatal 1.500 a 2499 g	6,70	16,63	18,90	Redução de 12,2%
UTI Neonatal ≥ 25.009	6,30	16,76	17,40	Redução de 3,4%
UTI adulto	4,10	11,40	11,00	Aumento de 3,64%

Fonte: Boletim Segurança do Paciente e Qualidade em Serviços de Saúde nº 20: Avaliação dos indicadores nacionais das IRAS e RM 2018.

Meta 5 – Até 2020 50% dos Hospitais com leitos de UTI devem implementar um Check List de Verificação das Práticas de Inserção Segura de Cateter Venoso Central (VPIS-CVC)

Para 2018, a meta 5 era de 30% dos hospitais com leitos de UTI adulto, pediátrica ou neonatal com Checklist de Verificação das Práticas de Inserção Segura de CVC implementado. Os resultados apresentados, evidenciam que o Checklist estava implementado em 54,1% dos hospitais (Gráfico 3.4).

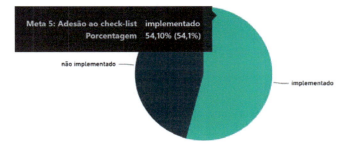

Gráfico 3.4 – Resultados da Meta 5 - Porcentagem de implementação do Check list de Verificação das Práticas de Inserção Segura de Cateter Venoso Central nos hospitais com leitos de UTI adulto.
Fonte: Boletim Segurança do Paciente e Qualidade em Serviços de Saúde nº 20: Avaliação dos indicadores nacionais das IRAS e RM 2018.

Meta 7 – Até 2020, 70% das ações previstas no Plano Nacional para Prevenção e Controle de Resistência Microbiana em Serviços de Saúde executadas, conforme cronograma previsto nesse documento.

A meta 7 pactuada para 2018 era de 50% e foi alcançada com êxito (65%), o que mostra que a Anvisa está conseguindo cumprir com o cronograma previsto naquele documento.

Nas UTIs Adulto, os principais germes responsáveis por IPCS foram estafiloco coagulase negativo, seguido pela Klebsiella pneumoniae, Staphylococcus aureus, Acinetobacter spp., Pseudomonas aeruginosa e Candida não albicans. Com relação aos fenótipos de resistência antimicrobiana dos cocos gram positivos, 71,40% dos estafilococos coagulase negativo são resistente à oxacilina e sensíveis à vancomicina, enquanto que 52,30% dos Staphylococcus aureus são resistente à oxacilina e sensíveis à vancomicina. Aproximadamente 53,30% dos Enterococcus faecium já possuem resistência à vancomicina. Em relação aos gram negativos, pelo menos 79% das cepas de Acinetobacter spp, 44% das cepas de Klebsiella pneumoniae e 41% das cepas de Pseudominas aeruginosa são resistentes aos carbapenêmicos (Tabelas 3.5 e 3.6; Gráficos 3.5 e 3.6).

Tabela 3.5 – Distribuição dos microrganismos notificados como agentes etiológicos de IPCSL associada à CVC em pacientes de UTI Adulto. Brasil, 2018

UTI	Microrganismo identificado em IPCSL	Número
UTI adulto	Staphylococcus coagulase negativa	3967
UTI adulto	Klebsiella pneumoniae	3273
UTI adulto	Staphylococcus aureus	2352
UTI adulto	Acinetobacter spp.	1746
UTI adulto	Pseudomonas aeruginosa	1403
UTI adulto	Candida não-albicans	766
UTI adulto	Outras enterobactérias (Proteus, Morganella, Citrobacter, entre outros)	731
UTI adulto	Enterobacter spp.	707
UTI adulto	Enterococcus faecalis	607
UTI adulto	Escherichia coli	573
UTI adulto	Serratia spp.	543
UTI adulto	Candida albicans	538
UTI adulto	Enterococcus spp.	246
UTI adulto	Complexo Burkholderia cepacia	231
UTI adulto	Enterococcus faecium	197
UTI adulto	Stenotrophomonas maltophilia	159

Fonte: Boletim Segurança do Paciente e Qualidade em Serviços de Saúde nº 20: Avaliação dos indicadores nacionais das IRAS e RM 2018.

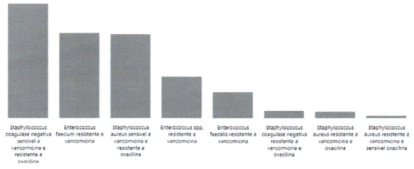

Gráfico 3.5 – Porcentagens dos fenótipos de resistência entre os Cocos Gram-positivos notificados como agentes etiológicos de IPCSL associada à CVC em pacientes de UTI Adulto. Brasil, 2018.
Fonte: Boletim Segurança do Paciente e Qualidade em Serviços de Saúde nº 20: Avaliação dos indicadores nacionais das IRAS e RM 2018.

Tabela 3.6 – Porcentagens dos fenótipos de resistência entre os Cocos Gram-positivos notificados como agentes etiológicos de IPCSL associada à CVC em pacientes de UTI Adulto. Brasil, 2018

Perfil fenotípico de Cocos Gram positivos	UTI adulto
Staphylococcus coagulase negativa sensível a vancomicina e resistente a oxacilina	71,40
Enterococcus faecium resistente a vancomicina	53,30
Staphylococcus aureus sensível a vancomicina e resistente a oxacilina	52,30
Enterococcus spp. resistente a vancomicina	26,00
Enterococcus faecalis resistente a vancomicina	16,30
Staphylococcus coagulase negativa resistente a vancomicina e oxacilina	4,60
Staphylococcus aureus resistente a vancomicina e oxacilina	4,10
Staphylococcus aureus resistente a vancomicina e sensível oxacilina	1,50

Fonte: Boletim Segurança do Paciente e Qualidade em Serviços de Saúde nº 20: Avaliação dos indicadores nacionais das IRAS e RM 2018.

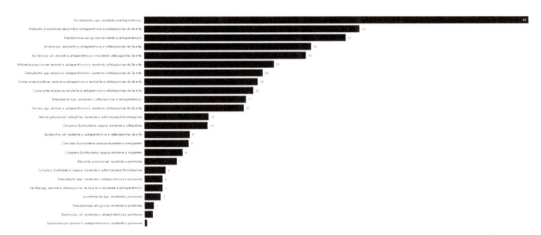

Gráfico 3.6 – Porcentagens dos fenótipos de resistência entre os bacilos Gram-negativos notificados como agentes etiológicos de IPCSL associada à CVC em pacientes de UTI Adultos. Brasil, 2018.
Fonte: Boletim Segurança do Paciente e Qualidade em Serviços de Saúde nº 20: Avaliação dos indicadores nacionais das IRAS e RM 2018.

Nas UTIs Pediátricas, os principais germes responsáveis por IPCS foram estafiloco coagulase negativo, seguido pela Klebsiella pneumoniae, Staphylococcus aureus, Candida não albicans e Pseudomonas aeruginosa. Com relação aos fenótipos de resistência antimicrobiana dos cocos gram positivos, 71,20% dos estafilococos coagulase negativo são resistente à oxacilina e sensíveis à vancomicina, enquanto que 41,50% dos Staphylococcus aureus são resistente à oxacilina e sensíveis à vancomicina. Aproximadamente 41,20% dos Enterococcus faecium já possuem resistência à vancomicina. Em relação aos gram negativos, pelo menos 44,2% das cepas de Acinetobacter spp, 29,7% das cepas de Klebsiella pneumoniae e 28,6% das cepas de Pseudominas aeruginosa são resistentes aos carbapenêmicos (Tabelas 3.7 e 3.8; Gráficos 3.7 e 3.8).

Tabela 3.7 – Distribuição dos microrganismos notificados como agentes etiológicos de IPCSL associada à CVC em pacientes de UTI Pediátricas. Brasil, 2018

UTI	Microrganismo identificado em IPCSL	Número
UTI pediátrica	Staphylococcus coagulase negativa	549
UTI pediátrica	Klebsiella pneumoniae	384
UTI pediátrica	Staphylococcus aureus	260
UTI pediátrica	Candida não-albicans	234
UTI pediátrica	Pseudomonas aeruginosa	182
UTI pediátrica	Enterobacter spp.	146
UTI pediátrica	Candida albicans	126
UTI pediátrica	Acinetobacter spp.	120
UTI pediátrica	Complexo Burkholderia cepacia	100
UTI pediátrica	Enterococcus faecalis	89
UTI pediátrica	Serratia spp.	86
UTI pediátrica	Escherichia coli	60
UTI pediátrica	Outras enterobactérias (Proteus, Morganella, Citrobacter, entre outros)	59
UTI pediátrica	Stenotrophomonas maltophilia	33
UTI pediátrica	Enterococcus spp.	20
UTI pediátrica	Enterococcus faecium	17

Fonte: Boletim Segurança do Paciente e Qualidade em Serviços de Saúde nº 20: Avaliação dos indicadores nacionais das IRAS e RM 2018.

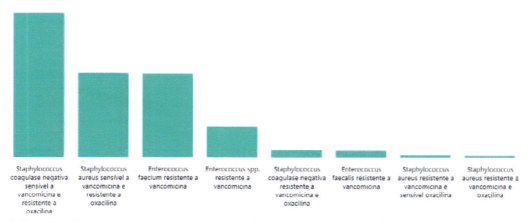

Gráfico 3.7 – Porcentagens dos fenótipos de resistência entre os Cocos Gram-positivos notificados como agentes etiológicos de IPCSL associada à CVC em pacientes de UTI Pediátricas. Brasil, 2018.
Fonte: Boletim Segurança do Paciente e Qualidade em Serviços de Saúde nº 20: Avaliação dos indicadores nacionais das IRAS e RM 2018.

Tabela 3.8 – Porcentagens dos fenótipos de resistência entre os Cocos Gram-positivos notificados como agentes etiológicos de IPCSL associada à CVC em pacientes de UTI Pediátricas. Brasil, 2018

Perfil fenotípico de Cocos Gram positivos	UTI pediátrica
Staphylococcus coagulase negativa sensível à vancomicina e resistente a oxacilina	71,20
Staphylococcus aureus sensível à vancomicina e resistente a oxacilina	41,50
Enterococcus faecium resistente à vancomicina	41,20
Enterococcus spp. resistente à vancomicina	15,00
Staphylococcus coagulase negativa resistente à vancomicina e oxacilina	3,70
Enterococcus faecalis resistente à vancomicina	3,40
Staphylococcus aureus resistente à vancomicina e sensível oxacilina	1,20
Staphylococcus aureus resistente à vancomicina e oxacilina	0,80

Fonte: Boletim Segurança do Paciente e Qualidade em Serviços de Saúde nº 20: Avaliação dos indicadores nacionais das IRAS e RM 2018.

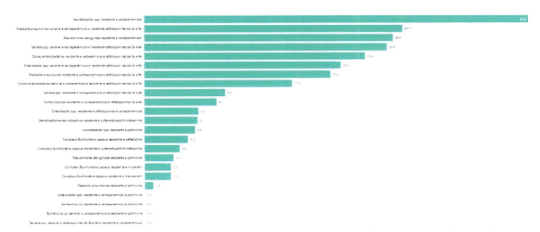

Gráfico 3.8 – Porcentagens dos fenótipos de resistência entre os bacilos Gram-negativos notificados como agentes etiológicos de IPCSL associada à CVC em pacientes de UTI Pediátricas. Brasil, 2018.
Fonte: Boletim Segurança do Paciente e Qualidade em Serviços de Saúde nº 20: Avaliação dos indicadores nacionais das IRAS e RM 2018.

Nas UTIs Neonatais, os principais germes responsáveis por IPCS foram estafiloco coagulase negativo, seguido pela Klebsiella pneumoniae, Staphylococcus aureus, Enterobacter spp. e Candida não. Com relação aos fenótipos de resistência antimicrobiana dos cocos gram positivos, 74,80% dos estafilococos coagulase negativo são resistente à oxacilina e sensíveis à vancomicina, enquanto que 37,40% dos Staphylococcus aureus são resistente à oxacilina e sensíveis à vancomicina. Aproximadamente 15,40% dos Enterococcus faecium já possuem resistência à vancomicina. Em relação aos gram negativos, pelo menos 77%% das cepas de Escherichia coli, 35% das cepas de Klebsiella pneumoniae e 33% das cepas de Serratia spp. são resistentes aos carbapenêmicos (Tabelas 3.9 e 3.10; Gráficos 3.9 e 3.10).

Tabela 3.9 – Distribuição dos microrganismos notificados como agentes etiológicos de IPCSL associada à CVC em pacientes de UTI Neonatais. Brasil, 2018

UTI	Microrganismo identificado em IPCSL	Número
UTI neonatal	Staphylococcus coagulase negativa	2662
UTI neonatal	Klebsiella pneumoniae	1353
UTI neonatal	Staphylococcus aureus	711
UTI neonatal	Enterobacter spp.	473
UTI neonatal	Candida não-albicans	459
UTI neonatal	Candida albicans	303
UTI neonatal	Acinetobacter spp.	244
UTI neonatal	Serratia spp.	238
UTI neonatal	Escherichia coli	220
UTI neonatal	Pseudomonas aeruginosa	183
UTI neonatal	Enterococcus faecalis	178
UTI neonatal	Outras enterobactérias (Proteus, Morganella, Citrobacter, entre outros)	169
UTI neonatal	Complexo Burkholderia cepacia	156
UTI neonatal	Enterococcus spp.	63
UTI neonatal	Stenotrophomonas maltophilia	28
UTI neonatal	Enterococcus faecium	13

Fonte: Boletim Segurança do Paciente e Qualidade em Serviços de Saúde nº 20: Avaliação dos indicadores nacionais das IRAS e RM 2018.

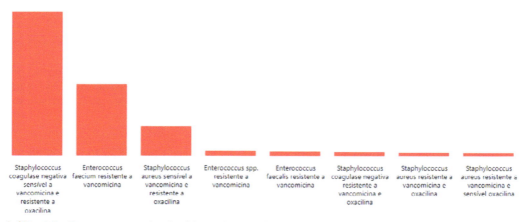

Gráfico 3.9 – Porcentagens dos fenótipos de resistência entre os Cocos Gram-positivos notificados como agentes etiológicos de IPCSL associada à CVC em pacientes de UTI Neonatais. Brasil, 2018.
Fonte: Boletim Segurança do Paciente e Qualidade em Serviços de Saúde nº 20: Avaliação dos indicadores nacionais das IRAS e RM 2018.

Tabela 3.10 – Porcentagens dos fenótipos de resistência entre os Cocos Gram-positivos notificados como agentes etiológicos de IPCSL associada à CVC em pacientes de UTI Neonatais. Brasil, 2018

Perfil fenotípico de Cocos Gram positivos	UTI neonatal
Staphylococcus coagulase negativa sensível à vancomicina e resistente a oxacilina	74,80
Staphylococcus aureus sensível à vancomicina e resistente a oxacilina	37,40
Enterococcus faecium resistente à vancomicina	15,40
Staphylococcus coagulase negativa resistente à vancomicina e oxacilina	2,60
Staphylococcus aureus resistente à vancomicina e oxacilina	2,40
Enterococcus faecalis resistente à vancomicina	2,20
Staphylococcus aureus resistente à vancomicina e sensível oxacilina	1,70
Enterococcus spp. resistente à vancomicina	1,60

Fonte: Boletim Segurança do Paciente e Qualidade em Serviços de Saúde nº 20: Avaliação dos indicadores nacionais das IRAS e RM 2018.

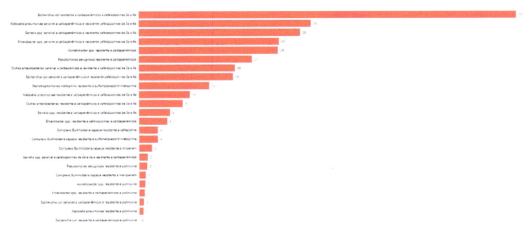

Gráfico 3.10 – Porcentagens dos fenótipos de resistência entre os bacilos Gram-negativos notificados como agentes etiológicos de IPCSL associada à CVC em pacientes de UTI Neonatais. Brasil, 2018.
Fonte: Boletim Segurança do Paciente e Qualidade em Serviços de Saúde nº 20: Avaliação dos indicadores nacionais das IRAS e RM 2018.

DEFINIÇÕES IMPORTANTES SEGUNDO A ANIVSA[10]

I. Cateter central: cateter utilizado para infusão, coleta de amostra sanguínea ou monitoramento hemodinâmico, cuja terminação está posicionada próxima ao coração ou em um grande vaso. São considerados grandes vasos: aorta, artéria pulmonar, veias cavas, veias braquicefálicas, veias jugulares internas, veias subclávias, veias ilíacas externa e comum, veias femorais e, em neonatos, cateter umbilical venoso ou arterial.

Atenção:

1. Caso haja migração de um cateter originalmente instalado em um grande vaso, o mesmo deve ser considerado como central até sua retirada, para fins de vigilância epidemiológica.

2. Fios de marcapasso não são considerados cateteres centrais.

II. Infusão: introdução de uma solução no vaso sanguíneo, através do lúmen de um cateter. Inclui infusão contínua (fluidos nutricionais ou medicamentos) ou infusão intermitente (flushing, administração de antimicrobianos, transfusão de hemoderivados ou hemodiálise).

III. Cateter umbilical: dispositivo vascular central inserido através da artéria ou veia umbilical em neonatos.

IV. Cateter central temporário: cateter não tunelizado e não implantado, originalmente destinado a terapias infusionais de curta duração. Cateter central de longa permanência: inclui cateteres tunelizados (como alguns cateteres para diálise, quimioterapia e nutrição) e cateteres totalmente implantados (como os ports).

V. IRAS associada ao uso de dispositivo invasivo: para ser considerada uma infecção associada a dispositivo invasivo o paciente, na data da infecção, deve estar em uso do dispositivo invasivo por um período maior que dois dias de calendário (ou seja, a partir do D3, sendo o D1 o dia de instalação do dispositivo) E o dispositivo estava presente no dia da infecção ou no dia anterior (Quadro 3.1).

Quadro 3.1 – Exemplo de como definir as IRAS associada ao uso de dispositivo invasivo

Data da infecção e uso do dispositivo	Infecção associada ou não ao dispositivo
Paciente sem dispositivo	Não associada
D1 – instalação do dispositivo invasivo	Não associada
D2	Não associada
D3	Associada
D4	Associada
D5	Associada
D6	Associada
D7	Associada
D8 – retirada do dispositivo invasivo	Associada
D9	Associada
D10	Não associada

VI. Infecção primária de corrente sanguínea (IPCS) associada a cateter central: infecção da corrente sanguínea em pacientes em uso de cateter central por um período maior que dois dias de calendário (sendo o D1 o dia de instalação do dispositivo) e que na data da infecção o paciente estava em uso do dispositivo ou este foi removido no dia anterior.

VII. Data da infecção: é a data em que o primeiro elemento (sinal, sintoma ou resultados de exames laboratoriais) utilizado para a definição da IPCSL ocorreu dentro do período de janela de infecção de 7 dias (Quadro 3.2).

VIII. Período de janela da infecção: período de 7 dias durante os quais são identificados todos os elementos (sinais, sintomas, resultados de exames de imagens e/ou laboratoriais) necessários para a definição da infecção. A definição do período de janela é necessária para a definição da data da infecção. Para a identificação do período de janela da infecção deve-se considerar três dias antes e três dias depois da coleta do primeiro exame laboratorial com resultado positivo ou da realização do primeiro exame de imagem com resultado positivo. Se os resultados dos exames de imagens ou laboratoriais não fizerem parte do critério diagnóstico, considerar o primeiro sinal ou sintoma específico daquela infecção. A febre é um sinal inespecífico (Quadro 3.3 e 3.4).

Quadro 3.2 – Exemplo de Período de janela da infecção

Período de janela para a data da infecção (IPCSL)	Data da hemocultura positiva	03 dias antes
		03 dias após

Quadro 3.3 – Exemplos de janela e data da infecção

Dia do calendário	Período de janela da infecção
01	
02	
03	
04	Hemocultura positiva para S. aureus
05	Febre > 38°
06	
07	
08	
09	
10	

Data da infecção*: 04

*Deve ser considerada IPCSL associada a cateter apenas se paciente em uso de cateter por um período maior que dois dias do calendário (sendo o D1 o dia de instalação do dispositivo) e que na data da infecção o paciente estava em uso do dispositivo ou este foi removido no dia anterior.

Quadro 3.4 – Exemplos de janela e data da infecção

Dia do calendário	Período de janela da infecção
01	
02	
03	Febre > 38°
04	Febre > 38°
05	Hemocultura positiva para S. epidermidis
06	
07	
08	
09	
10	

Data da infecção*: 03

*Deve ser considerada IPCSL associada a cateter apenas se paciente em uso de cateter por um período maior que dois dias do calendário (sendo o D1 o dia de instalação do dispositivo) e que na data da infecção o paciente estava em uso do dispositivo ou este foi removido no dia anterior.

Conforme definição da ANVISA, devemos nos atentar aos seguintes prazos para infecções de repetição:

1. Para IPCSL, um paciente não pode ter mais de um evento notificado no período de 14 dias.
2. O prazo para infecções de repetição se aplica apenas para uma internação única no serviço de saúde. Este prazo não se estende para diferentes internações, mesmo que na mesma instituição.

IX. Local de atribuição: a IPCS será atribuída à unidade na qual o paciente está internado na data do evento. Em casos de transferência, a IPCS será atribuída à unidade de origem se ocorrer no dia da transferência (D1) ou no dia seguinte (D2). A partir do D3, a IPCS deve ser atribuída à unidade de destino. Exemplos:

- Paciente com cateter central é transferido da UTI geral para a UTI neurológica. O dia seguinte à transferência desenvolve uma IPCS. Esta infecção deve ser notificada como sendo da UTI geral.
- Paciente com cateter central é transferido de uma unidade de internação para a UTI cardiológica. A IPCS acontece no 4º dia da transferência e o paciente mantém o cateter. Esta infecção deve ser notificada para a UTI cardiológica.

X. Pacientes internados em UTI e submetidos à hemodiálise: são incluídos na vigilância para IPCS e entram na estatística da unidade na qual está alocado. Por exemplo, um caso de IPCS será atribuído à UTI A quando:

- Paciente recebe hemodiálise de fluxo lento na UTI A e o procedimento é realizado pela equipe assistencial da unidade.
- Paciente recebe hemodiálise convencional na UTI A e o procedimento é realizado pela equipe externa especializada.
- Paciente está internado na UTI, mas se desloca para a realização da hemodiálise na unidade ambulatorial. Como este paciente não pode ser atribuído no denominador da unidade ambulatorial, o evento deve ser atribuído à unidade no qual o paciente está alocado (ou seja, na UTI A).

De acordo com uma revisão sistemática recente, 65 a 70% dos casos poderiam ser prevenidos com adoção de medidas adequadas, como adesão aos bundles de boas práticas de inserção propostas pelo Institute of Healthcare Improvement (IHI) e otimização da manutenção dos dispositivos[9].

CRITÉRIOS DIAGNÓSTICOS DE INFECÇÃO PRIMÁRIA DA CORRENTE SANGUÍNEA DE NOTIFICAÇÃO OBRIGATÓRIA

Conforme os Critérios Diagnósticos de Infecções Relacionadas à Assistência à Saúde sugeridos pela Anvisa em 2017[10] e atualizados de acordo com a NOTA TÉCNICA GVIMS/GGTES Nº 03/2019[11], o indicador nacional que deve ser notificado é conhecido como Infecção Primária de Corrente Sanguínea (IPCS). Tem-se 03 modalidades de IPCS:

a) **Infecção Primária de Corrente Sanguínea laboratorialmente confirmada (IPCSL):** presença de microrganismos em hemocultura se faz sempre necessária;

b) **Infecção Primária de Corrente Sanguínea com confirmação clínica (IPCSC):** substitute o isolamento de microrganismos no sangue por marcadores clínicos substitutos. No entanto, devido à subjetividade do critério IPCS com confirmação clínica e à necessidade de se adaptar às novas recomendações internacionais, a Anvisa, após consultar número representativo de especialistas do território nacional, passa, a partir deste documento exigir somente a notificação das IPCSL para pacientes acima de 28 dias (fora do período neonatal).

c) **IPCSL confirmada associada a dano de barreira mucosa:** A mucosite associada a algumas modalidades de quimioterapia ou à ocorrência de Doença do Enxerto Contra o Hospedeiro (DECH) pode facilitar a translocação bacteriana causando a ICS. Embora este desfecho tenha de ser incluído nas taxas de IPCS laboratorialmente confirmadas, recomenda-se que as instituições também realizem sua vigilância separadamente, para avaliação interna da fração das IPCS que poderia ser realmente prevenida com medidas destinadas à promoção de boas práticas nos cuidados com os dispositivos vasculares.

INFECÇÃO PRIMÁRIA DE CORRENTE SANGUÍNEA ASSOCIADA A CATETER CENTRAL LABORATORIALMENTE CONFIRMADA (IPCSL) – PACIENTES ADULTOS E PEDIÁTRICOS

Critério 1 – IPCSL causada por agente patogênico

Paciente > 28 dias em uso de cateter central por um período maior que dois dias de calendário (sendo o D1 o dia de instalação do dispositivo) e que na data da infecção o paciente estava em uso do dispositivo ou este foi removido no dia anterior.

E

Com agente patogênico identificado em uma ou mais hemoculturas

E

O microrganismo identificado não está relacionado a outro foco infeccioso

Critério 2 – IPCSL causada por agente contaminante de pele em paciente > 1 ano

Paciente > 1 ano em uso de cateter central por um período maior que dois dias de calendário (sendo o D1 o dia de instalação do dispositivo) e que na data da infecção o paciente estava em uso do dispositivo ou este foi removido no dia anterior.

E

Apresenta pelo menos um dos seguintes sinais ou sintomas:
- Febre (>38°C);
- Calafrios;
- Hipotensão (pressão sistólica ≤ 90 mmHg).

E

Duas ou mais hemoculturas, coletadas em momentos distintos* no mesmo dia ou no máximo no dia seguinte, positivas para agentes contaminantes de pele: Corynebacterium spp. (excluiC. diphtheriae), Bacillus spp. (exclui B. anthracis), Propionibacterium spp., Staphylococcus coagulase negativa, Streptococcus do grupo viridans, Aerococcus spp. e Micrococcus spp.

E

O microrganismo identificado não está relacionado a outro foco infeccioso.

E

Os sinais/sintomas e as hemoculturas positivas ocorreram no Período de Janela de Infecção.

Critério 3 – IPCSL causada por agente contaminante de pele em paciente > 28 dias e ≤ 1ano

Paciente > 28 dias e ≤ 1ano em uso de cateter central por um período maior que dois dias de calendário (sendo o D1 o dia de instalação do dispositivo) e que na data da infecção o paciente estava em uso do dispositivo ou este foi removido no dia anterior.

E

Apresenta pelo menos um dos seguintes sinais ou sintomas:

- Febre (>38°C);
- Hipotermia;
- Apnéia;
- Bradicardia.

E

Duas ou mais hemoculturas coletadas em momentos distintos* no mesmo dia ou no máximo no dia seguinte, positivas para agentes contaminantes de pele: Corynebacterium spp. (exclui C. diphtheriae), Bacillus spp. (exclui B. anthracis), Propionibacterium spp., Staphylococcus coagulase negativa, Streptococcus do grupo viridans, Aerococcus spp. e Micrococcus spp.

E

O microrganismo identificado não está relacionado a outro foco infeccioso E Os sinais/sintomas e as hemoculturas positivas ocorreram no Período de Janela de Infecção.

Obs.: A frase "duas ou mais hemoculturas coletadas em momentos distintos" significa que as amostras de sangue de pelo menos duas coletas foram obtidas de forma separadas no mesmo dia ou em dias consecutivos OU que foram coletadas de forma a sugerir que houve dois preparos diferentes do sítio de coleta. Desta forma, reduz-se o risco de contaminações de coletas serem consideradas IPCS. Por exemplo, duas coletas de sangue de diferentes sítios (diferentes punções venosas, a combinação de uma punção venosa e coleta de um lúmen do cateter central, ou coleta de dois lúmens diferentes de um mesmo cateter central) ou de um mesmo sítio, coletadas em diferentes horários e preparadas de forma separadas.

INFECÇÃO PRIMÁRIA DE CORRENTE SANGUÍNEA ASSOCIADA A CATETER CENTRAL LABORATORIALMENTE CONFIRMADA (IPCSL) – EM NEONATOLOGIA

Critério 1 - IPCSL causada por agente patogênico

Paciente ≤ 28 dias* em uso de cateter central por um período maior que dois dias de calendário (sendo o D1 o dia de instalação do dispositivo) e que na data da infecção o paciente estava em uso do dispositivo ou este foi removido no dia anterior.

E

Com agente patogênico identificado em uma ou mais hemoculturas.

E

O microrganismo identificado não está relacionado a outro foco infeccioso.

Critério 2 - IPCSL causada por agentes contaminante de pele

Paciente ≤ 28 dias* em uso de cateter central por um período maior que dois dias de calendário (sendo o D1 o dia de instalação do dispositivo) e que na data da infecção o paciente estava em uso do dispositivo ou este foi removido no dia anterior.

E

Pelo menos DOIS dos seguintes sinais e sintomas** sem outra causa não infecciosa reconhecida e sem relação com infecção em outro local:

- Instabilidade térmica;
- Bradicardia;
- Apneia;
- Intolerância alimentar;
- Piora do desconforto respiratório;
- Intolerância à glicose;
- Instabilidade hemodinâmica;
- Hipoatividade/letargia.

E

Pelo menos um dos seguintes:

- Duas ou mais hemoculturas coletadas em momentos distintos*** no mesmo dia ou no máximo no dia seguinte, positivas para agentes contaminantes de pele: Corynebacterium spp. (exclui C. diphtheriae), Bacillus spp. (exclui B. anthracis), Propionibacterium spp., Streptococcus do grupo viridans, Aerococcus spp. e Micrococcus spp..
- Pelo menos UMA hemocultura positiva, coletada por punção periférica*****, para Staphylococcus coagulase negativa, com positividade até 48 horas de incubação. E pelo menos um dos seguintes:
  – Hemograma com ≥ 3 parâmetros alterados**
  – Proteína C Reativa quantitativa alterada**

E

O microrganismo identificado não está relacionado a outro foco infeccioso

E

Os sinais/sintomas e as hemoculturas positivas ocorreram no Período de Janela de Infecção.

*Ou maior que essa idade no caso dos pacientes que permanecerem na unidade neonatal, principalmente prematuros. Adotar esse critério até a alta da unidade neonatal.

** Parâmetros clínicos, escore hematológico e outros parâmetros laboratoriais vide anexos do manual de neonatologia.

***A frase "duas ou mais hemoculturas coletadas em momentos distintos" significa que as amostras de sangue de pelo menos duas coletas foram obtidas em sítios distintos e de forma separadas no mesmo dia ou em dias consecutivos. Desta forma, reduz-se o risco de contaminações de coletas serem consideradas IPCS. Aceita-se, portanto, duas coletas de sangue de diferentes sítios (diferentes punções venosas ou a combinação de uma punção venosa e de um lúmen do cateter central). A coleta de dois lumens de um mesmo cateter central deve ser considerada uma única amostra.

****Obrigatoriamente deve haver uma amostra coletada de cateter periférico. Se houver apenas amostras colhidas no cateter central, não valorizar.

INFECÇÃO PRIMÁRIA DA CORRENTE SANGUÍNEA CLÍNICA - IPCSC SEM CONFIRMAÇÃO LABORATORIAL (IPCSC) – EM NEONATOLOGIA

Paciente ≤ 28 dias* em uso de cateter central por um período maior que dois dias de calendário (sendo o D1 o dia de instalação do dispositivo) e que na data da infecção o paciente estava em uso do dispositivo ou este foi removido no dia anterior.

E

Pelo menos DOIS dos seguintes sinais e sintomas** sem outra causa não infecciosa reconhecida e sem relação com infecção em outro local:

- Instabilidade térmica;
- Apneia;
- Bradicardia;
- Intolerância alimentar;
- Piora do desconforto respiratório o Intolerância à glicose;
- Instabilidade hemodinâmica;
- Hipoatividade/letargia.

E

Todos os seguintes critérios:

- Hemograma com ≥ 3 parâmetros alterados e/ou Proteína C Reativa quantitativa alterada**
- Hemocultura não realizada, negativa ou considerada contaminação***

- Ausência de evidência de infecção em outro sítio o Terapia antimicrobiana instituída e mantida pelo médico assistente.

    E

    Os sinais/sintomas e os resultados laboratoriais ocorreram no Período de Janela de Infecção

    *Ou maior que essa idade no caso dos pacientes que permanecerem na unidade neonatal, principalmente prematuros. Adotar esse critério até a alta da unidade neonatal.

    **Parâmetros clínicos, escore hematológico e outros parâmetros laboratoriais vide anexos do manual de neonatologia.

    ***Contaminação de hemocultura: é considerada microrganismo contaminante de pele com crescimento maior que 48 horas de incubação ou isolamento em apenas uma hemocultura sem presença de cateter.

IPCS LABORATORIALMENTE CONFIRMADA ASSOCIADA A DANO DE BARREIRA MUCOSA

Critério 1

Paciente acima de 28 dias que preenche o critério 1 para IPCS laboratorialmente confirmada com pelo menos 1 amostra de hemocultura com qualquer dos seguintes organismos intestinais (Bacteroides spp., Candida spp., Clostridium spp., Enterococcus spp., Fusobacterium spp., Peptostreptococcus spp., Prevotella spp., Veillonella spp., or Enterobacteriaceae) e nenhum outro organismo.

E Paciente preenche pelo menos 1 dos seguintes critérios:

1. Paciente transplantado alogênico de medula óssea dentro de um ano com um dos seguintes aspectos documentados durante a mesma internação da hemocultura positiva:

    a. Doença do enxerto contra hospedeiro (DECH) gastrointestinal grau III ou IV.

    b. ≥ 1 litro de diarreia em 24 horas (ou ≥ mL/kg em 24 horas para pacientes menores que 18 anos de idade) com início em ou dentro de 7 dias de calendário antes da data da hemocultura positiva.

2. É neutropênico, definido com pelo menos dois dias separados com valores de contagem absoluta de neutrófilos ou contagem de células brancas no sangue total menor que 500 células/mm³ dentro de um período de 7 dias que inclui a data da hemocultura positiva (Dia 1), e investigar 03 dias antes e três dias depois.

Critério 2

Paciente acima de 28 dias que preenche o critério 2 para IPCS laboratorialmente confirmada com pelo menos 1 amostra de hemocultura com Streptococcus do grupo viridans e nenhum outro organismo.

E Paciente preenche pelo menos 1 dos seguintes critérios:

1. Paciente transplantado alogênico de medula óssea dentro de um ano com um dos seguintes aspectos documentados durante a mesma internação da hemocultura positiva:

a. Doença do enxerto contra hospedeiro (DECH) gastrointestinal grau III ou IV.

b. ≥ 1 litro de diarreia em 24 horas (ou ≥ 20 mL/kg em 24 horas para pacientes menores que 18 anos de idade) com início em ou dentro de 7 dias de calendário antes da data da hemocultura positiva.

2. É neutropênico, definido com pelo menos dois dias separados com valores de contagem absoluta de neutrófilos ou contagem de células brancas no sangue total menor que 500 células/mm³ dentro de um período de 7 dias que inclui a data da hemocultura positiva (Dia 1), e investigar 03 dias antes e três dias depois.

Critério 3

Para crianças > 28 dias e < 1 ano que preenchem o critério 3 para IPCS laboratorialmente confirmada com pelo menos 1 amostra de hemocultura com Streptococcus do grupo viridans e nenhum outro organismo.

E Paciente preenche pelo menos 1 dos seguintes critérios:

1. Paciente transplantado alogênico de medula óssea dentro de um ano com um dos seguintes aspectos documentados durante a mesma internação da hemocultura positiva:

    a. Doença do enxerto contra hospedeiro (DECH) gastrointestinal grau III ou IV.

    b. ≥ 1 litro de diarreia em 24 horas (ou ≥ 20 mL/kg em 24 horas para pacientes menores que 18 anos de idade) com início em ou dentro de 7 dias de calendário antes da data da hemocultura positiva.

2. É neutropênico, definido com pelo menos dois dias separados com valores de contagem absoluta de neutrófilos ou contagem de células brancas no sangue total menor que 500 células/mm³ dentro de um período de 7 dias que inclui a data da hemocultura positiva (Dia 1), e investigar 03 dias antes e três dias depois.

IPCS LABORATORIALMENTE CONFIRMADA ASSOCIADA A CATETER CENTRAL VERSUS INFECÇÃO DE CORRENTE SANGUÍNEA RELACIONADA A CATETER (ICSRC) – QUAIS AS DIFERENÇAS ENTRE AS DUAS DEFINIÇÕES?

As definições acima não são sinônimas, embora sejam empregadas erroneamente de maneira intercambiável, podendo representar fenômenos distintos. A IPCS laboratorialmente confirmada é um diagnóstico inclusivo, de vigilância, que deve preencher um dos três critérios já apresentados para sua confirmação. Dispensa a necessidade de remoção do dispositivo e de técnicas mais sofisticadas de hemoculturas (automação com vigilância continuada de crescimento e centrifugação e lise para quantificação). A partir de 2010, a Anvisa padronizou a IPCS como definição necessária unificando as diversas definições existentes e permitindo a criação de um benchmarking nacional a ser comparado com dados internacionais. Isso fez com que a realidade de nosso país fosse conhecida, alavancando a criação de medidas nacionais de prevenção em busca da obtenção das menores taxas possíveis de infecção corrente sanguínea (ICS).

Do ponto de vista clínico à beira leito, é necessário termos certeza de que a ICS é proveniente do dispositivo intravascular e dessa forma guiarmos a conduta terapêutica, escolha de antibioticoterapia, decidir sobre remoção do cateter, realização de testes diagnósticos adicionais, inlcuindo testes microbiológicos especializados.

CRITÉRIOS DIAGNÓSTICOS DE INFECÇÃO DE CORRENTE SANGUÍNEA RELACIONADA A CATETER (ICSRC)

Critério 1

Crescimento em ponta de cateter (em geral dos cinco centímetros distais de um cateter removido de forma asséptica) acima do ponto de corte para o método empregado (>15 UFC/ placa para a técnica de rolagem ou "semi quantitativa" e >100 UFC/mL para as técnicas "quantitativas").

E

Crescimento de patógeno verdadeiro em uma ou mais hemocultura coletada por venopunção periférica ou crescimento de comensal de pele em duas ou mais hemoculturas coletadas por venopunções periféricas distintas de mesma espécie e perfil de antibiograma (variando em no máximo na suscetibilidade a um agente antimicrobiano) do isolado em ponta de cateter.

Critério 2

Crescimento de microrganismo em pelo menos uma hemocultura coletada por venopunção periférica.

E

Crescimento do mesmo microrganismo (mesma espécie e perfil no antibiograma com, no máximo, discrepância na suscetibilidade a um antimicrobiano) em sangue coletado através de lúmen de acesso venoso central com crescimento ocorrendo no mínimo 120 minutos mais rápido na amostra central do que na periférica.

Critério 3

Crescimento de microrganismo em pelo menos uma hemocultura coletada por venopunção periférica.

E

Crescimento do mesmo microrganismo (mesma espécie e perfil no antibiograma com, no máximo, discrepância na suscetibilidade a um antimicrobiano) em sangue coletado através de lúmen de acesso venoso central com crescimento no mínimo três vezes maior na amostra central do que na periférica.

Quadro 3.5 – Principais Diferenças, Própósitos, Vantagens e Desvantagens IPCS x ICSRC

Critério	IPCS laboratorialmente confirmada (IPCSL)	Infecção de corrente sanguínea relacionada a cateter (ICSRC)
Propósito da definição	Vigilância-estabelecimento de taxas para comparações	Diagnóstico clínico-decisões terapêuticas como esquemas de tratamento, remoção ou não do dispositivo e exames complementares (p. ex., ecocardiograma)
Hemoculturas necessárias	Qualquer uma disponível: métodos manuais, de automação com vigilância continuada de crescimento ou quantitativos (centrifugação e lise)	Se não houver remoção do cateter, o diagnóstico só poderá ser firmado caso estejam disponíveis hemoculturas de automação com vigilância continuada de crescimento ou hemoculturas quantitativas (centrifugação e lise)
Remoção do cateter e cultura da ponta	Não é necessário para o diagnóstico	Se houver indicação clínica de rápida remoção do dispositivo (instabilidade hemodinâmica ou infecção em sítio de inserção) ou não houver disponibilidade de hemoculturas de automação com vigilância continuada de crescimento ou de hemoculturas quantitativas (centrifugação e lise)
Principal vantagem	Facilmente aplicável em praticamente todos os centros. Não requer remoção do cateter nem técnicas mais avançadas, como hemoculturas de automação ou hemoculturas quantitativas. Boa sensibilidade.	Melhor acurácia diagnóstica. Boa sensibilidade e especificidade.
Principal desvantagem	Muito inclusiva. Falta de especificidade. Difícil diferenciar infecção primária de secundária, principalmente em pacientes predispostos a infecções em outros focos (p.ex, pacientes com dano em membrana mucosa induzida por quimioterapia)	Requer remoção do cateter ou a disponibilidade de técnicas mais avançadas, como hemoculturas de automação ou hemoculturas quantitativas. Diagnóstico mais caro e complexo

Fonte: Critérios Diagnósticos de Infecções Relacionadas à Assistência à Saúde sugeridos pela Anvisa em 2017.

PROTOCOLO DE PREVENÇÃO DE INFECÇÃO DE CORRENTE SANGUÍNEA ASSOCIADA A CATETERES CENTRAIS

Em um ambiente de Terapia Intensiva, o risco de IPCS é extremamente elevado, sendo à gravidade do paciente, ao uso simultâneo de múltiplos dispositivos invasivos, à manipulação frequente dos cateteres e sua permanência por períodos prolongados de tempo. Quatro são as principais fontes reconhecidas de contaminação do cateter que podem levar à IPCS, podendo ocorrer tanto pela via intraluminal ou extraluminal:

- Colonização ou migração da microbiota cutânea a partir do sítio de inserção, durante a introdução do cateter ou manipulação do seu óstio;
- Contaminação direta do cateter e/ou suas conexões por quebra de técnica asséptica pela equipe;

- Contaminação do líquido infundido;
- Disseminação hematogênica a partir de outro foco de infecção.

A contaminação dos catetetes durante a inserção pela microbiota da pele do paciente ou pelas mãos profissionais de saúde corresponde a mais de 65% dos mecanismos fisiopatogênicos responsáveis pela IPCS. A Contaminação das conexões e hub durante as manipulações posteriores correspodem a 30% e a contaminação do fluido infundio/infusato e disseminação hematogência a menos de 5% de todos os mecanismos fisiopatogênicos causadores de IPCS.

Segundo a Anvisa[12], nas duas primeiras semanas a colonização extraluminal predomina na gênese da IPCS. Isto é, as bactérias da pele alcançam a corrente sanguínea após terem formado "biofilmes" na face externa do dispositivo. Após este período, no entanto, e principalmente nos cateteres de longa permanência, passa a prevalecer a colonização da via intraluminal como fonte de ocorrência da infecção. Isto ocorre porque à medida que o tempo passa, o número de manipulações do hub aumenta, favorecendo sua contaminação. Além disso, os cateteres de longa permanência costumam apresentar mecanismos que coíbem a colonização do dispositivo (por exemplo, cuff antimicrobiano). As próprias características de suas inserções também dificultam ou impedem a entrada de microrganismos pela via extraluminal (através da tunelização ou do implante completo). A infusão de soluções contaminadas, devido à adoção de práticas inadequadas de preparo e de falhas em se seguir recomendações preconizadas de injeção segura, configura-se em um terceiro mecanismo possível de ICSRC. Finalmente, embora seja rara, a colonização da ponta do dispositivo por disseminação hematogênica, com subsequente IPCS, pode ocorrer em pacientes com ICS de qualquer origem (Figura 3.3).

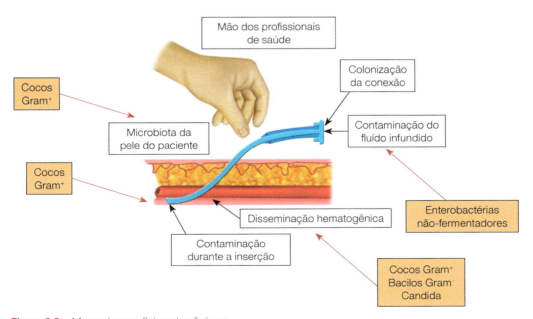

Figura 3.3 – Mecanismos fisiopatogênicos.

Fatores de risco independentes para IPCS

- Hospitalização prolongada antes do cateterismo;
- Duração prolongada da cateterização;
- Colonização microbiana pesada no local de inserção;
- Colonização microbiana pesada do hub do cateter;
- Cateterismo de veia femoral em adultos;
- Neutropenia;
- Prematuridade;
- Razão reduzida enfermeiro-paciente na UTI;
- Nutrição parenteral total;
- Cuidados com o cateter com qualidade inferior (por exemplo, a manipulação excessiva do cateter),
- Transfusão de hemoderivados (em crianças)

Como Prevenir IPCS?

No início 2003, Peter Pronovost desenvolveu em 108 UTI um projeto colaborativo para melhorar a qualidade do serviço e reduzir de maneira drásticas a incidências de IPCS. O Keystone ICU Project tinha como alvo o utilizar 5 procedimentos baseados em evidências, recomendados pelo CDC e identificados como tendo o maior efeito sobre a taxa de infecções da corrente sanguínea associadas a cateteres centrais e as menores barreiras para implementação.

Esse checklist consistia em 05 ações:

1. Higienização das mãos
2. Uso de precauções de barreira durante a inserção de CVC
3. Limpeza da pele com clorexidina
4. Evitar a via de acesso femoral, se possível
5. Remoção de cateteres desnecessários

Além disso, faziam parte do Keystone ICU Project um Time de Gerenciamento de Processos que era constituído:

1. Por pelo menos um médico e uma enfermeira como líderes da equipe.
2. Os líderes de equipe foram treinados em cultura de segurança e nas intervenções e então multiplicavam estas informações com a equipe.
3. Reuniões semanalmente, coaching, encontros
4. As equipes recebiam feedback da eficácia de cada componente da intervenção, sugestões de implementação e instruções para coleta de dados

Os resultados foram animadores. Em 2005, a taxa de IPCS caiu 66% e a taxa média era zero nas unidades participantes. As UTI Keystone ICU Project mantiveram suas quedas nas taxas de IPCS nos últimos 10 anos, com uma redução de taxa de incidência de IPCS de 2,5/1000 cateter dia para 0,76/1000 cateter dia em 2013.

Posteriormente a propria Organização Mundial de Saúde (OMS), implementou o PROHIBIT – Prevention of Hospital Infections Intervention and Training, entre 1 de janeiro de 2010 e 30 de junho de 2014. Era um Projeto financiado pela Comissão Europeia e baseado em um consórcio de instituições europeias coordenadas pela Universidade de Genebra, na Suíça (Infection Control Programme e WHO Collaborating Centre on Patient Safety). Seu objetivo era realizar um esforço mundial no combate às IPCS.

A partir desse momento, a Anvisa começa a realizar publicações sobre Medidas de Prevenção às Infecções Relacionadas à Assistência à Saúde.

Anvisa – Prevenção IPCS

1. Higiene das mãos.

2. Precauções de barreira máxima: higiene das mãos, uso gorro, máscara, avental e luvas estéreis e campos estéreis grandes que cubram o paciente.

3. Preparo da pele com gluconato de clorexidina.

4. Seleção do sítio de inserção de CVC: utilização da veia subclávia como sítio preferencial para CVC não tunelizado.

5. Revisão diária da necessidade de permanência do CVC, com pronta remoção quando não houver indicação.

Outras práticas ou cuidados que podem ser monitorados

- Pacientes com CVC com documentação de avaliação diária.
- Pacientes os quais a inserção do sítio femoral foi evitada.
- Desinfecção de conectores antes de serem acessados.
- Coberturas com aspecto adequado.
- Troca de sistema de infusão no tempo adequado.
- Identificação da data de troca do sistema de infusão.
- Troca correta de curativo.
- Higiene das mãos antes e após o manuseio do acesso vascular.

EXEMPLO PROTOCOLO ASSISTENCIAL MULTIPROFISSIONAL EM ACESSO VENOSO CENTRAL POR CATETERES DE CURTA PERMANÊNCIA – MODELO EBSERH UFTM[13]

A) Responsabilidades

Equipe Multiprofissional

- Analisar o risco/benefício da implantação do CVC;
- Registrar as ações, intercorrências e condutas no prontuário e no checklist de inserção de CVC;

- Notificar no VIGIHOSP (Aplicativo de Vigilância em Saúde e Gestão de Riscos Assistenciais Hospitalares) a ocorrência de eventos adversos ou queixas técnicas relacionadas ao uso do cateter venoso central.

Médico
- Prescrever a implantação do CVC e os medicamentos que serão utilizados durante o procedimento;
- Solicitar o kit de acesso venoso central;
- Solicitar exame radiográfico e analisar o posicionamento do cateter;
- Prescrever as soluções/medicamentos que serão infundidas pelo CVC;
- Avaliar diariamente a necessidade da manutenção de uso do CVC;
- Prescrever a remoção do CVC e, se necessário, hemocultura e coleta da ponta do cateter para análise microbiológica, caso haja suspeita de processo infeccioso sistêmico e local.

Enfermeiro
- Prescrever os cuidados de enfermagem quanto a administração de medicamentos, curativos e troca do sistema infusional;
- Avaliar o sítio de inserção do CVC, diariamente, e registrar os achados na ficha de acompanhamento;
- Realizar coleta de amostra de sangue e administração de nutrição parenteral e de hemocomponentes pelo CVC;
- Remover o CVC, quando indicado pelo médico;
- Capacitar a equipe de enfermagem para os cuidados com a manutenção do CVC e troca dos sistemas de infusional;
- Supervisionar a equipe ao cumprimento das prescrições;

Técnico de Enfermagem
- Reunir os materiais para a implantação do CVC;
- Auxiliar o médico no procedimento de implantação do CVC;
- Implementar os cuidados prescritos pelo enfermeiro. Escriturário Hospitalar:
- Providenciar o kit de acesso venoso central e os medicamentos prescritos.

B) Veias a serem selecionadas por ordem de prioridade de inserção

Clientes Neonatal e Pediátrico	Adultos
• Veia jugular interna direita ou esquerda	• Veia subclávia direita ou esquerda
• Veia femoral direita ou esquerda	• Veia jugular interna direita ou esquerda
• Veia subclávia direita ou esquerda	• Veia femoral direita ou esquerda
• Veia jugular externa direita ou esquerda	

C) Plano de trabalho multiprofissional

Agente	Ação	Não conformidade
Implantação do cateter venoso central		
Equipe de Enfermagem	• Degermação da pele com antisséptico (clorexidine degermante), quando houver necessidade de redução da sujidade. **Categoria IB** • Remover os pelos do local com tricotomizador elétrico ou tesouras, se for o caso, imediatamente antes à punção. **Categoria IA** • Monitorização do cliente.	• Não utilizar lâminas de "barbear" ou de bisturi.
Equipe Multiprofissional	• Higienizar as mãos com água e solução degermante antisséptica (clorexidina degermante 2%), antes das etapas de preparo do cliente e de inserção do CVC. **Categoria IA** • Assegurar que o pacote de intervenções do bundle esteja sendo seguido	• Argumentar qualquer não conformidade ao seguimento do bundle e interromper o procedimento
Médico	• Realizar o procedimento de inserção do CVC, pela técnica de Seldinger, seguindo os princípios do bundle supracitado. • Prescrever a infusão de soro fisiológico ou outra solução isotônica para manter a permeabilidade da veia, em uma vazão mínima, até a confirmação do posicionamento do cateter pelo Rx ou por Ultrassonografia	

Agente	Ação	Não conformidade
Manutenção do cateter venoso central		
Equipe de Enfermagem	• Higienizar as mãos com água e solução degermante antisséptica (clorexidina degermante 2%) ou com solução hidroalcoólica gel à 70%, antes da realização dos procedimentos. **Categoria IA** • Realizar o curativo do sítio de inserção do CVC com técnica asséptica. • Utilizar soro fisiológico 0,9% para a limpeza e clorexidina alcoólica 0,5% para antissepsia do sítio de inserção do CVC. • Realizar a troca do curativo, após o banho, respeitando o aprazamento de acordo com o tipo de cobertura utilizado. • Curativo com gazes - a cada 24 horas, ou antes, se sujo ou solto. **Categoria IA** • Curativo com filme transparente de poliuretano esterilizado - a cada 7 dias, ou antes, se sujo ou solto. **Categoria IA** • Identificar o curativo/fixação com data e nome do responsável à caneta. • Proteger o curativo durante o banho. **Categoria II**	• Não utilizar pomadas ou cremes antimicrobianos tópicos no local de inserção. **Categoria IA** • A cobertura com gaze esterilizada é preferível à cobertura de filme transparente em clientes com discrasias sanguíneas, sangramento local ou para aqueles com sudorese excessiva. **Categoria II**

Continua...

Agente	Ação	Não conformidade
Manutenção do cateter venoso central		
Equipe de Enfermagem	• Avaliar o local de inserção do cateter venoso diariamente, por meio de inspeção (edema, sangramento, secreção, hematoma) e de palpação (sensibilidade, calor e drenagem de secreção) para detecção de sinais flogísticos. Registrar os achados em impresso próprio ou no formulário de anotações de enfermagem. **Categoria II** • Lavar o lúmen do cateter (flushing) antes, entre e após a administração de medicamentos, sangue e nutrição parenteral, com o volume de soro fisiológico, no mínimo, duas vezes o valor do primming do cateter. • Utilizar conectores de sistema fechado em cada extremidade do CVC. • Utilizar vias exclusivas do CVC para a administração de nutrição parenteral e hemocomponentes.	• Não palpar o sítio de inserção do cateter sem luvas esterilizadas ou sem os dedos estarem protegidos com gazes esterilizadas, caso o curativo não seja de filme transparente.

Agente	Ação	Não conformidade
Remoção do cateter venoso central		
Médico	• Indicar a remoção do CVC, quando: **Categoria IB:** – Ao término do tratamento; – Na presença de sinais flogísticos (calor, rubor, edema, endurecimento, necrose, secreção purulenta); – Na presença de febre sem foco definido; – Na tração parcial do cateter; – Na perda do acesso venoso (edema, sangramento, hematoma, dor local, tração/dobra do cateter).	• Providenciar novo acesso, caso o cliente ainda necessite da continuidade do tratamento via endovenosa.
Médico e Enfermeiro	• Remover o cateter venoso central: – Higiene das mãos com água e solução degermante antisséptica ou com solução hidroalcoólica gel à 70%. **Categoria IA** – Paramentação: luvas esterilizadas, óculos de proteção, avental, máscara cirúrgica e gorro; – Antissepsia da pele com clorexidina alcoólica 0,5%, antes da retirada do CVC; – Posicionamento do cliente em posição de trendelemburg, caso não seja contraindicado; – Realizar o procedimento de retirada do cateter com técnica asséptica; – Cortar a ponta do cateter, quando prescrita análise microbiológica.	

Continua...

Agente	Ação	Não conformidade
Manutenção e remoção do sistema infusional		

Equipe de Enfermagem	• Realizar a desinfecção dos conectores (three way) com álcool 70%, por meio de fricção vigorosa, no mínimo, com três movimentos rotatórios, utilizando gaze limpa ou sache, antes de administrar fluidos ou de coletar sangue. **Categoria IA**
	
	• Trocar os equipos de infusão, respeitando o aprazamento instituído.
	   – Soroterapia e medicamentos sob infusão contínua– 72 horas; **Categoria IA**
	   – Soroterapia e medicamentos sob infusão intermitente – ao término da infusão (equipo com gotejamento gravitacional); **Categoria IA**
	   – Dieta parenteral – ao término da solução (geralmente 24 horas); **Categoria IB**
	   – Hemocomponentes e hemoderivados - ao término de cada bolsa; **Categoria IB**
	   – Plaquetas – até o término da décima bolsa;
	Categoria IB
	   – Administração de quimioterápicos – a cada infusão;
	   – Infusão de alguns medicamentos específicos (efeito de adsorção/inativação) – recomendações do fabricante.
	
	• Trocar o sistema de infusão, preferencialmente, após o banho do cliente, conforme padronização institucional.
	
	• Identificar o equipo com data, horário e nome do responsável, logo abaixo da ampola de gotejamento.
	
	• Descartar o equipo que for contaminado acidentalmente, durante a sua manipulação.
	
	• Trocar os conectores (three way) e extensores em conjunto com o equipo.
		• O ajuste do horário não deverá ultrapassar o tempo de aprazamento instituído.

Condutas frente a suspeita de infecção relacionada ao CVC		

Infecção relacionada ao CVC

• Colher duas ou mais amostras de sangue para hemocultura. Pelo menos, uma amostra pelo cateter central, e a outra, em acesso venoso periférico. Seguir prescrição médica.

• Quando solicitado a cultura da ponta do cateter, cortar, aproximadamente, 5 centímetros da sua ponta distal, após a sua retirada, utilizando técnica asséptica. Acondicioná-la em tubo seco e esterilizado, sem dobrá-la, e encaminhar ao laboratório, imediatamente.

PROTOCOLO DE MANUTENÇÃO DO CATETER BASEADO NA RDC 36 E NA RECOMENDAÇÃO DO PROTOCOLO DE SEGURANÇA NA PRESCRIÇÃO, USO E ADMINISTRAÇÃO DE MEDICAMENTOS, AMBOS DA ANVISA

A terapia intravenosa é considerada como importante recurso terapêutico, sendo indicada para a maioria dos pacientes hospitalizados, representando por vezes uma condição prioritária para ao seu atendimento. Assim, na tentativa de minimizar complicações e aliar conhecimento técnico ao conhecimento teórico faz-se necessária a capacitação da equipe e o desenvolvimento de estratégias que unifiquem as ações na estruturação dos processos assistenciais relacionados à terapia intravenosa.

A ANVISA publicou a resolução da Diretoria Colegiada (RDC) 36 de 25/07/2013, que estabelece as ações que devem ser adotadas para promover a **Segurança dos Pacientes em Serviços de Saúde e dá outras Providências,** traçando diretrizes para gerenciamento de risco, conforme as atividades desenvolvidas pelo Hospital, adotando o protocolo estabelecido pelo Ministério da Saúde quanto a segurança do paciente durante o seu período de hospitalização.

Em atendimento aos incisos III, VII, XIII e XVII do art. 8º. da RDC 36 de 25 de julho de 2013 adota-se a utilização, sempre que possível e disponível no mercado, de produtos prontos para uso com o objetivo de diminuir as ocorrências de incidentes relacionados a segurança do paciente dentro da Instituição, bem como observando práticas baseadas em evidências e pesquisas científicas no tocante a diminuição do risco de infecção relacionada à assistência (eventos adversos). Conforme determina a mencionada RDC:

> *"Art. 8º O Plano de Segurança do Paciente em Serviços de Saúde (PSP), elaborado pelo NSP, deve estabelecer estratégias e ações de gestão de risco, conforme as atividades desenvolvidas pelo serviço de saúde para:*
>
> **III - implementação de protocolos estabelecidos pelo Ministério da Saúde**
>
> *(...)*
>
> *VII -* **segurança** *na prescrição,* **uso** *e administração de medicamentos;*
>
> *(...)*
>
> *XIII -* **prevenção e controle de eventos adversos em serviços de saúde, incluindo as infecções relacionadas à assistência à saúde**
>
> *(...)*
>
> *XVII - promoção do ambiente seguro"*

Importante mencionar que a RDC adota como definição em seu inciso XII, artigo 3º, que tecnologias em saúde são: conjunto de equipamentos, **medicamentos, insumos e procedimentos utilizados na atenção à saúde**, bem como os processos de trabalho, a infraestrutura e a organização do serviço de saúde. Para melhor resultado recomenda-se instituir um **Grupo de Trabalho Multiprofissional Institucional voltada à Terapia Intravenosa (TIV),** com ênfase principal em cateteres vasculares, suas indicações e complicações relacionadas com também a incorporação de novas tecnologias relacionadas a TIV na unidade de saúde. Pauta-se no reconhecimento da TIV como processo amplo e complexo no trabalho multidisciplinar com visão e suporte institucional e no estabelecimento dos pontos críticos deste processo que são passíveis de monitoramento alinhados as tendências do padrão de qualidade.

Princípios Norteadores do Grupo de Trabalho Multiprofissional Institucional voltada à Terapia Intravenosa (TIV)

- Estabelecer-se como um grupo de excelência em assistência, ensino e pesquisa sobre terapia intravenosa protocolos relacionados a cuidados com cateteres vasculares;
- Enfoque transdisciplinar;
- Democratização das informações;
- Atuar em parceria e colaboração com a Educação Permanente e com a CCIH nas ações de prevenção e controle de infecção hospitalar relacionados a cateteres vasculares e terapia intravenosa.

Indicadores de Qualidade (Joint Comission, 1992)

- Indicação da via de acesso vascular (considerando tempo de permanência, volume, osmolaridade e velocidade de infusão de cada droga);
- Taxa de sucesso para obtenção do acesso vascular periférico;
- Incidência de perda do acesso vascular periférico;
- Incidência de perda do acesso vascular profundo;
- Aprazamentos (incompatibilidades e interações medicamentosas);
- Avaliação para o risco de flebite;
- Incidência de flebite;
- Incidência de efeitos adversos relacionados ao uso de cateteres vasculares.

RECOMENDAÇÕES PARA CATETER CENTRAL DE CURTA PERMANÊNCIA

As principais indicações para o uso de cateter central são

- Pacientes sem reais condições de acesso venoso por venóclise periférica;
- Necessidade de monitorização hemodinâmica (medida de pressão venosa central);
- Administração rápida de drogas, expansores de volume e hemoderivados em pacientes com instabilidade hemodinâmica instalada ou previsível;
- Acesso imediato para terapia dialítica;
- Administração de soluções/medicamentos que não podem ser administrados por via periférica;
- Administração concomitante de drogas incompatíveis entre si (por meio de cateteres de múltiplos lúmens);
- Quando o plano infusional previr necessidade de acesso venoso central por > 21 dias, preferir cateteres de média a longa permanência.

Inserção

- Forneça e mantenha de fácil acesso uma lista de indicações para o uso de cateteres centrais para evitar seu uso desnecessário.
- Não realizar punção em veia femoral de rotina, pois a inserção neste sítio está associada à maior risco de desenvolvimento de IPCS.

- Na escolha do sítio de inserção, considerar risco para outras complicações não infecciosas (por exemplo, evitar inserção em subclávia para cateteres de hemodiálise por risco de estenose).
- Preferir inserção guiada por ultrassom:
  - Preferir ecografia bidimensional ao uso do doppler.
  - A experiência com a técnica é principalmente obtida com dados de inserção em jugular interna. A inserção guiada por ecografia é possível em veia subclávia, no entanto, a técnica é mais difícil de ser adequadamente realizada.
- Não há recomendação para o uso de flebotomia como via de acesso de forma rotineira.
- Utilizar kits que contenham todos os insumos necessários para a adequada inserção do cateter central.
- A remoção dos pelos, quando necessária, deverá ser realizada com tricotomizador elétrico ou tesouras. Não utilize laminas de barbear, pois essas aumentam o risco de infecção.
- Higienizar as mãos antes e após a inserção e para qualquer tipo de manipulação do cateter:
  - Higiene das mãos com água e sabonete líquido quando estiverem visivelmente sujas ou contaminadas com sangue e outros fluidos corporais.
  - Usar preparação alcoólica para as mãos 70% quando não estiverem visivelmente sujas.
  - O uso de luvas não substitui a necessidade de higiene das mãos. No cuidado específico com cateteres intravasculares, a higiene das mãos deverá ser realizada antes e após tocar o sítio de inserção do cateter, bem como antes e após inserção, remoção, manipulação ou troca de curativo.
- Utilizar barreira máxima estéril no momento da inserção dos cateteres centrais.
  - Todos os profissionais envolvidos na inserção devem utilizar gorro, máscara, avental estéril de manga longa, luvas estéreis. Utilizar também óculos de proteção.
  - Utilizar campo estéril ampliado, de forma a cobrir o corpo todo do paciente (cabeça aos pés).
  - Estas mesmas medidas devem ser aplicadas na troca do cateter por fio guia.
- Realizar o preparo da pele com solução alcoólica de gliconato de clorexidina > 0,5%.
  - Tempo de aplicação da clorexidina é de 30 segundos e deve ser realizada por meio de movimentos de vai e vem.
  - Aguarde a secagem espontânea do antisséptico antes de proceder à punção.
- A degermação prévia à antissepsia da pele não é recomendada rotineiramente, estando reservada para casos onde exista sujidade visível.
- Cateteres inseridos em situação de emergência ou sem a utilização de barreira máxima devem ser trocados para outro sítio assim que possível, não ultrapassando 48 horas.

Cobertura, fixação e estabilização

- Considere o uso de dispositivos de estabilização sem sutura para redução do risco de IPCS.

- Usar gaze e fita adesiva estéril ou cobertura transparente semipermeável estéril para cobrir o sítio de inserção:
    - Em caso de sangramento ou diaforese excessivos, preferir gaze e fita adesiva estéril a coberturas transparentes.
- Realizar a troca da cobertura com gaze e fita adesiva estéril a cada 48 horas e a troca com a cobertura estéril transparente a cada sete dias. Qualquer tipo de cobertura deve ser trocado imediatamente, independente do prazo, se estiver suja, solta ou úmida. Não atrasar a troca da cobertura que perder a sua integridade, pois isto se associa a quatro – doze vezes o risco de IPCS.
- As coberturas, cateteres e conexões devem ser protegidos com plástico ou outro material impermeável durante o banho.
- Utilizar esponjas impregnadas com gliconato de clorexidina ou cobertura semipermeável de poliuretano com gel hidrofílico contendo gliconato de clorexidina a 2% em pacientes adultos internados UTI.

Manutenção
- Garantir número adequado da equipe assistencial, de acordo com o número e gravidade dos pacientes, e evitar a rotatividade da equipe assistencial.
- Realizar desinfecção das conexões, conectores valvulados e ports de adição de medicamentos com solução antisséptica a base de álcool, com movimentos aplicados de forma a gerar fricção mecânica, de 5 a 15 segundos.
- Avaliar no mínimo uma vez ao dia o sítio de inserção dos cateteres centrais, por inspeção visual e palpação sobre o curativo intacto.

Troca/remoção
- Remover cateteres desnecessários.
- Não realizar troca pré-programada dos cateteres centrais, ou seja, não substituí-los exclusivamente em virtude de tempo de sua permanência.
- Em geral, trocas por fio guia devem ser limitadas a complicações não infecciosas (ruptura e obstrução).

RECOMENDAÇÕES PARA CATETERES CENTRAIS DE INSERÇÃO PERIFÉRICA (PICC)
- Não utilizar cateter central de inserção periférica (PICC) como estratégia para reduzir o risco de IPCS em pacientes internados. No entanto, o risco parece ser menor do que o observado com os cateteres centrais de curta permanência convencionais no subgrupo de pacientes ambulatoriais.
- 2. Os cuidados para prevenção de IPCS associada à PICC seguem as mesmas recomendações de cateteres centrais de curta permanência.
- 3. A inserção do PICC idealmente deve ser feita por técnica de microintrodução guiada por ultrassonografia. As veias basílica, cefálica e braquial são as de escolha.

- 4. Para pacientes pediátricos e neonatais, sítios adicionais podem ser considerados: veias axilares, veia temporal e auricular posterior (cabeça) e veia safena e poplítea (membros inferiores).

RECOMENDAÇÕES PARA CATETER SEMI-IMPLANTÁVEIS OU TUNELIZADOS

O acesso venoso de longa permanência do tipo "semi-implantável ou tunelizado" é recomendado principalmente para pacientes onco-hemotológicos, em portadores de insuficiência renal (diálise programada por mais de 21 dias) e em pacientes em nutrição parenteral prolongada. Estes dispositivos permitem a coleta de amostras de sangue e administração de drogas, hemocomponentes, nutrição parenteral total (NPT), antimicrobianos e contraste. Podem permanecer por meses ou anos.

- Os cuidados para prevenção de IPCS associada ao cateter semi-implantável seguem as mesmas recomendações de cateteres centrais de curta permanência.
- Devem ser inseridos cirurgicamente em ambiente controlado, como, centro cirúrgico e sala de hemodinâmica.
- Após a cicatrização do óstio (em média 2 - 4 semanas) pode-se manter o sítio de inserção descoberto.

RECOMENDAÇÕES PARA CATETER TOTALMENTE IMPLANTÁVEL

O acesso venoso de longa permanência do tipo "totalmente implantável" (ou port) é recomendado principalmente para pacientes onco-hemotológicos e em pacientes em nutrição parenteral prolongada, além de outras indicações que necessitem de acesso seguro por períodos prolongados. Estes dispositivos permitem a coleta de amostras de sangue e administração de drogas, hemocomponentes, NPT, antimicrobianos e contraste. Podem permanecer por meses, até mesmo por anos.

- Os cuidados para prevenção de ICSRC associada ao cateter totalmente implantável seguem as mesmas recomendações de cateteres centrais de curta permanência.
- Devem ser inseridos cirurgicamente em ambiente controlado, como centro cirúrgico e sala de hemodinâmica.
- Os reservatórios são implantados em uma loja subcutânea, geralmente na região peitoral entre o esterno e o mamilo. Escolher veia subclávia jugular ou cefálica.
- A punção do reservatório (port) deve ser realizada com agulha angulada, própria para uso na membrana do reservatório (agulha tipo Huber). Não utilizar agulha hipodérmica ou dispositivo com asas e cânula metálica (escalpe).
- Durante a punção, utilizar máscara cirúrgica (profissional e paciente), e luvas estéreis, obedecendo à técnica asséptica.
- Realizar antissepsia da pele com gliconato de clorexidina alcoólica > 0,5% antes de puncionar o reservatório.
- Manter a agulha por até sete dias, protegida por cobertura estéril.
- Garantir estabilização da fixação, evitando mobilização da agulha tipo Huber.

ANEXO 1 – EXEMPLO CHECK-LIST DE INSERÇÃO DE CATETER VENOSO

Paciente: _____ Data de Nascimento: ____/____/_____

Data: ____/_____/____ Local: _____ Prontuário_____

Enfermeiro que auxilia: _____

Dispositivo/Tipo de Cateter: _____

Verificar adesão a cada uma das medidas

Inserção

Preventivas constantes do POP de Prevenção de Infecção relacionada a Cateteres (Pasta de Rotinas).

- Higienização das mão	Sim ( )	Não ( )
- Precauções de barreira (gorro, máscara, capote, luva) para quem punciona e para quem auxilia.	Sim ( )	Não ( )
- Campo que cubra todo o paciente	Sim ( )	Não ( )
- Tricotomia com tricotomizador	Sim ( )	Não ( )
- Sequência de anti-sepsia (conforme POP	Sim ( )	Não ( )
- Nº de tentativas de punção **(< 3 tentativas SIM, = 3 tentativas NÃO)**	Sim ( )	Não ( )

- Via de acesso (jugular ou subclávia):_____

Será aplicado SIM para inserção conforme, quando todos os itens acima forem SIM.

Check List diário:

- Durante a visita diária, o Check List deverá ser preenchido pela enfermeira.

- Transpor para a ficha de Check List SIM ou NÃO para CONFORME de Inserção.

• O cateter venoso profundo pode ser removido?	Sim ( )	Não ( )
• Curativo limpo?	Sim ( )	Não ( )
• Troca atualizada?	Sim ( )	Não ( )
• Verificar adesão a cada uma das medidas	Sim ( )	Não ( )

ANEXO 2 – EXEMPLO DE FLUXOGRAMA DE PREVENÇÃO INFECÇÃO DE CORRENTE SANGUÍNEA RELACIONADA A CATETER

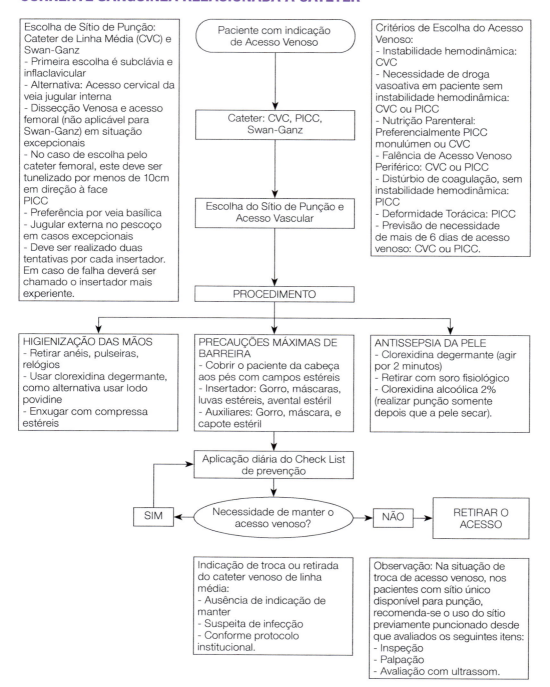

ANEXO 3 – EXEMPLO PROTOCOLO ASSISTENCIAL MULTIPROFISSIONAL EM ACESSO VENOSO CENTRAL POR CATETERES DE CURTA PERMANÊNCIA – MODELO EBSERH UFTM

CHECKLIST DE INSERÇÃO DE CATETER VENOSO CENTRAL E PRESSÃO ARTERIAL INVASIVA

Nome completo: _____ Data nascimento: ___/___/___
Nº prontuário: _____ Unidade: _____ Enfermaria: _____ Leito: _____
Data de inserção: ___/___/___ Hora de início: _____ Hora de término: _____

Responsável pela inserção (preencher com nome completo):
( ) Médico Intensivista ( ) Residente Médico ( ) Enfermeiro
Nome completo: _____ CRM/COREN: _____
Enfermeiro da unidade presente: Sim ( ) Não ( )
Supervisão em campo: Sim ( ) Não ( ) ( ) N/A

Pré-Procedimento

01- Tipo de cateter:
( ) Cateter Central de Inserção Periférica - PICC ( ) Cateter de Shiley
( ) Cateter Venoso Central ( ) Cateter Umbilical
( ) Outros. Especifique _____
Número de lumens do Cateter Venoso Central: _____

02- Tipo de inserção:
( ) Nova ( ) Troca com fio guia

03- Condição:
( ) Eletiva ( ) Urgência/emergência

Checklist Pré-Procedimento

04- Presença de critérios de risco?
( ) Sim ( ) Não ( ) Desconhecido
Se SIM, assinale quais dos riscos abaixo:
( ) Plaquetas < 50.000/mm^3
( ) Taxa Normalizada Internacional (INR) > 1,5
( ) Obesidade ou deformidades anatômicas
( ) Paciente não colaborativo
( ) Idade maior que 65 anos

05- Materiais indispensáveis para inserção de Cateter Venoso Central
( ) escova de clorexidina degermante 2% ( ) mesa auxiliar
( ) antisséptico/clorexidina alcoólica 0,5% ( ) campos estéreis
( ) gorros descartáveis ( ) aventais estéreis
( ) máscaras descartáveis ( ) fios de sutura
( ) óculos de proteção ( ) gazes estéreis
( ) luvas estéreis ( ) agulhas 30x10 e 25X7
( ) lidocaína 2% sem vaso constrictor ( ) tree way
( ) bandeja de dissecção adulto estéril ( ) SF0,9% 250ml+equipo

Durante o Procedimento

06- O responsável pela inserção realizou escovação cirúrgica com Gluconato de Clorexidine degermante 2%?
( ) Sim ( ) Não

07- O responsável pela inserção utilizou paramentação adequada: gorro descartável, máscara descartável, óculos de proteção, luvas estéreis, avental estéril e campos estéreis necessários para cobrir o paciente ou ampliado?
( ) Sim ( ) Não

08- O responsável pela inserção utilizou técnica asséptica durante todo o procedimento?
( ) Sim ( ) Não

09- O responsável pela inserção realizou a degermação do sítio de inserção?
( ) Sim ( ) Não ( ) N/A

10- Em caso de mais de uma tentativa de punção, houve troca:
( ) do introdutor ( ) não houve troca
( ) do cateter ( ) das luvas estéreis
( ) do local de punção
Número de tentativas _____
Locais: _____

Observação: _____

11- Em caso de insucesso, na troca do local de inserção, houve substituição das luvas estéreis, bem como nova degermação e antissepsia da pele do novo local de punção.
( ) Sim ( ) Não
Observação: _____

Pós-Procedimento

12- Curativo do sítio de inserção foi realizado com técnica asséptica?
( ) Sim ( ) Não, por que? _____

13- Foram instalados conectores nas saídas do Cateter Venoso Central?
( ) Sim ( ) Não, por que? _____

14- Foi solicitado Raio-X para confirmação radiológica do posicionamento do cateter?
( ) Sim ( ) Não
Observação: _____

Descrição Orientada

15- Sucesso na inserção?
( ) Sim ( ) Não

16- Local de inserção do cateter na veia:
( ) Femoral ( ) Direita ( ) Esquerda
( ) Jugular interna ( ) Direita ( ) Esquerda
( ) Jugular externa ( ) Direita ( ) Esquerda
( ) Subclávia ( ) Direita ( ) Esquerda
( ) Basílica ( ) Direita ( ) Esquerda
( ) Cefálica ( ) Direita ( ) Esquerda
Outros locais: _____
( ) Direita ( ) Esquerda

17- Complicações identificadas de imediato:
( ) Pneumotórax
( ) Hematoma
( ) Punção Arterial
( ) Nenhuma
( ) Outras: _____

18- Intercorrências/Observações pertinentes:
_____

18- Liberado o uso do cateter após confirmação radiológica por: _____ CRM/COREN: _____
Categoria profissional: Médico Residente ( ) Médico Intensivista ( ) Enfermeiro ( )

19- Responsável pelo preenchimento do checklist:
Nome completo: _____ CRM/COREN: _____
Categoria profissional: Médico Residente ( ) Médico Intensivista ( ) Enfermeiro ( ) Técnico em Enfermagem ( ) Acadêmico de _____ (

FICHA DE ACOMPANHAMENTO DO CATETER VENOSO CENTRAL

Hospital de Clínicas - UFTM

Nome do paciente: _____
Nº do prontuário: _____
Data de inserção: ___/___/___
Unidade/Setor: _____
Hora da inserção: ___:___
Data de nascimento: ___/___/___
Enfermaria: _____ Leito: _____
Unidade onde inseriu: _____

01 - TIPO DE CATETER VENOSO CENTRAL
( ) Mono Lúmen   ( ) Triplo Lúmen
( ) Duplo Lúmen   ( ) Shilley   ( ) Outros. Especifique: _____

02 - LOCAL DE INSERÇÃO DO CATETER VENOSO CENTRAL
( ) Jugular direita   ( ) Subclávia direita   ( ) Femoral direita
( ) Jugular esquerda   ( ) Subclávia esquerda   ( ) Femoral esquerda

03 - TIPO DE CURATIVO
(A) Filme Transparente Estéril
(B) Gaze Estéril + Filme Transparente Estéril
(C) Gaze Estéril + Filme Transparente não Estéril de rolo
(D) Gaze Estéril + Esparadrapo Transparente não Estéril/Transpore
(E) Gaze Estéril + Esparadrapo não Estéril
(F) Gaze Estéril + Micropore não Estéril

04 - TIPO DE ASSEPSIA UTILIZADA
(G) Soro fisiológico 0,9% + álcool 70%
(H) Soro fisiológico 0,9% + clorexidine aquosa 0,2%
(I) Soro fisiológico 0,9% + clorexidine alcóolica 0,5%

DATA/HORA	ASPECTO DO SÍTIO DE INSERÇÃO	ASPECTO DO CURATIVO	3	4	ENFERMEIRO(A) RESPONSÁVEL

DATA/HORA	ASPECTO DO SÍTIO DE INSERÇÃO	ASPECTO DO CURATIVO	3	4	ENFERMEIRO(A) RESPONSÁVEL

04 - RETIRADA DO CATETER
Data: ___/___/___   Hora: _____   Responsável: _____

4.1 - Motivo da retirada:
( ) Suspeita de infecção da corrente sanguínea relacionada ao cateter
( ) Obstrução do cateter
( ) Exteriorização do cateter
( ) Perda acidental do cateter
( ) Presença de sinais folgísticos na inserção e/ou peri cateter, qual(is): _____
( ) Infiltração/Extravazamento
( ) Outro, especificar: _____

05 - HEMOCULTURA
( ) Sim   ( ) Não, porque: _____

06 - OBSERVAÇÕES

REFERÊNCIAS

1. Health Research and Education Trust.(October 2012), Eliminating CLABSI, A National Patient Safety Imperative – AHRQ. Retrieved from https://www.ahrq.gov/sites/default/files/publications/file/clabsicompanion.pdf.
2. Richards M, Edwards J, Culver D, Gaynes R. Nosocomial infections in combined medical-surgical intensive care units in the United States. Infect Control Hosp Epidemiol. 2000;21(8):510-15.
3. Rosenthal V, Guzman S, Pezzotto S, Crnich C. Effect of an infection control program using education and performance feedback on rates of intravascular device-associated bloodstream infections in intensive care units in Argentina. Am J Infect Control. 2003;31(7):405-9.
4. Orsi G, Di Stefano L, Noah N. Hospital-acquired, laboratory-confirmed bloodstream infection: increased hospital stay and direct costs. Infect Control Hosp Epidemiol. 2002;23(4):190-7.
5. Prevent Central Line-Associated Bloodstream Infections (CLABSI). Cambridge, MA: Institute for Healthcare Improvement; 2012. (Available at www.ihi.org).
6. Pronovost P. Am J Infect Control. 2008 Dec;36(10):S171.e1 Interventions to decrease catheter-related bloodstream infections in the ICU: the Keystone IntensiveCare Unit Project
7. Novosad SA, et al. (2020). Pathogens causing central-line–associated bloodstream infections in acute-care hospitals—United States, 2011–2017. Infection Control & Hospital Epidemiology, https://doi.org/10.1017/ice.2019.303.
8. Boletim Segurança do Paciente e Qualidade em Serviços de Saúde nº 20: Avaliação dos indicadores nacionais das IRAS e RM 2018. https://www20.anvisa.gov.br/segurancadopaciente/index.php/publicacoes/item/boletim-seguranca-do-paciente-e-qualidade-em-servicos-de-saude-n-20-incidentes-relacionados-a-assistencia-a-saude-2018.
9. Umscheid CA, Mitchell MD, Doshi, TA, et al. Estimating the proportion of healthcare-associated infections that are reasonably preventable and the associated mortality and costs. Infect Control Hosp Epidemiol 2011; Feb;32(2):101-114. doi: 10.1086/657912.
10. Critérios Diagnósticos de Infecções Relacionadas à Assistência à Saúde sugeridos pela Anvisa em 2017. http://portal.anvisa.gov.br/documents/33852/3507912/Caderno+2+-+Crit%C3%A9rios+Diagn%C3%B3sticos+de+Infec%C3%A7%C3%A3o+Relacionada+%C3%A0+Assist%C3%AAncia+%C3%A0+Sa%C3%BAde/7485b45a-074f-4b34-8868-61f1e5724501.
11. Critérios Diagnósticos das Infecções Relacionadas à Assistência à Saúde. NOTA TÉCNICA GVIMS/GGTES Nº 03/2019. http://portal.anvisa.gov.br/documents/33852/271855/Nota+t%C3%A9cnica+n%C2%BA+03-2019+GVIMS-GGTES-ANVISA/85f6927c-761d-43bd-ba95-b-4115bf30600.
12. Medidas de Prevenção de Infecção Relacionada à Assistência à Saúde. http://portal.anvisa.gov.br/documents/33852/3507912/Caderno+4+-+Medidas+de+Preven%C3%A7%C3%A3o+de+Infec%C3%A7%C3%A3o+Relacionada+%C3%A0+Assist%C3%AAncia+%C3%A0+Sa%C3%BAde/a3f23dfb-2c54-4e64-881c-fccf9220c373
13. Acesso Venoso Central Por Cateteres de Curta Permanência http://www2.ebserh.gov.br/documents/147715/0/PROTOCOLO+CVC+5.pdf/e675be8c-1a66-400b-a825-ca0b2f84f10f
14. Mermel LA, Allon M, Bouza E, et al. Clinical Pratctice Guidelines for the Diagnosis and Management of Intravascular Catheter-Related Infection: 2009 update by the Infectious Disease Society of America. Clin Infect Dis 2009; 49: 1-45.
15. O'Grady NP, Alexander M, Burns LA, et al. Guidelines for the prevention of intravascular catheter-related infections. Clin Infect Dis 2011; 52; e 162.
16. Gama, B.M.B.D.M. Organização em Enfermagem. Apostila de Curso, Faculdade de Enfermagem, UFJF, Juiz de Fora, 2008.
17. Joint Commission on Accreditation of Health Care Organization (JCAHCO). Accreditation manual for hospital. Nursing care 1992.

18. Teixeira, Juliana D.R.; Camargo, Fernanda de Almeida; Trinchin, Daisy MR e Mellero, M.M. A elaboração de indicadores de qualidade da assistência de Enfermagem nos períodos puerperal e neonatal. Rev enferm. UERJ, v. 14, n.2, Rio de Janeiro, jun., 2006.
19. Universidade Federal do Rio de Janeiro (Brasil). Portaria N° 4064 de 09 de junho de 2011, do Hospital Universitário Clementino Fraga Filho, trata da composição do Grupo de Trabalho Multiprofissional Institucional intitulado "Time de Cateter". Boletim da UFRJ n° 25 de 23 de junho de 2011.

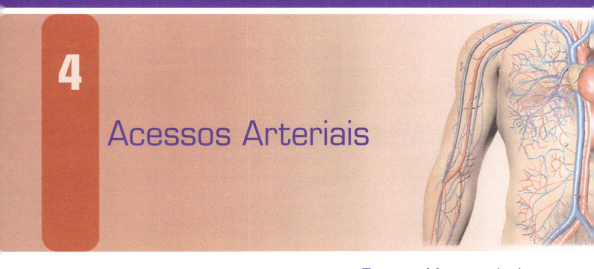

4
Acessos Arteriais

Tatyanny Marques de Jesus
Ana Paula Ribeiro Francisco
Gabriel Cardoso Finotti
Arthur Paz Oliveira Moura
Camila Baumann Beteli
Sthefano Atique Gabriel

INTRODUÇÃO

O acesso intravascular, seja ele arterial ou venoso, tem o objetivo de oferecer ao paciente crítico a monitorização hemodinâmica, a manutenção de uma via para infusão de soluções e medicações, a possibilidade de nutrição parenteral prolongada para os pacientes desnutridos e a realização de hemodiálise nos pacientes com isquemia renal aguda e crônica.

Diversas complicações podem ocorrer durante a confecção de um acesso vascular, dentre eles a trombose e a infecção local. Portanto, os acessos vasculares para estudo diagnóstico e tratamentos percutâneos requerem habilidades, cuidadoso plano de ação e estratégias que previnam complicações.

Dentre as artérias periféricas, as mais comumente utilizadas para acesso arterial incluem as artérias radiais, as artérias pediosas e as artérias femorais.

Neste capítulo, descrevemos as principais indicações dos principais acessos vasculares arteriais.

INDICAÇÕES

As principais indicações para a cateterização arterial em ambiente hospitalar incluem:
- Monitorização contínua da pressão arterial;
- Coleta de amostras sanguíneas basais;
- Posicionamento percutâneo de balão intra-aórtico;
- Manutenção de acesso arterial para evitar punção arterial frequente.

A maior parte dos pacientes que necessitam de acesso arterial apresentam instabilidade hemodinâmica ou estão sob uso de drogas vasoativas. Portanto, dentre todas as indicações de acesso arterial, a canulação arterial para mensuração contínua da pressão arterial em pacientes críticos internados em unidade de terapia intensiva representa a indicação mais comum para os acessos arteriais.

CONTRAINDICAÇÕES

As principais contraindicações para a canulação arterial periférica incluem:
- Infecções de pele sobre ou próximo ao local a ser puncionado;
- Coagulopatias;
- Ausência de circulação colateral adequada, no caso de punção de artéria radial;
- Vasculopatia periférica grave.

Apesar de não constituir uma contraindicação, deve-se evitar sempre que possível a punção da artéria braquial devido à proximidade anatômica com estruturas adjacentes nobres e pelo potencial risco de complicações tromboembólicas no antebraço e na mão.

TIPOS DE PUNÇÃO ARTERIAL

A punção arterial pode ser realizada de maneira Retrógrada ou Anterógrada, de acordo com o sentido do fluxo sanguíneo.

As punções retrógradas ocorrem quando a punção e a canulação arterial se dão no sentido contrário ao fluxo da artéria. A punção da artéria radial para cateterismo cardíaco constitui um exemplo de punção retrógrada, onde a canulação da artéria radial ocorre no sentido contrário ao fluxo radial na direção da mão.

As punções anterógradas ocorrem quando a punção e a canulação arterial se dão no mesmo sentido do fluxo da artéria. A punção da artéria femoral comum com o intuito de tratamento das artérias distais, em pacientes diabéticos, representa um exemplo prático de punção anterógrada, aonde a canulação da artéria femoral ocorre no mesmo sentido do fluxo, na direção dos pés.

TIPOS DE ACESSOS ARTERIAIS

Os principais acessos arteriais incluem a artéria femoral, a artéria braquial e a artéria radial. Este tipo de acesso é extremamente útil, principalmente quando tratamos pacientes hospitalizados em enfermarias e Unidades de Terapias Intensivas.

Dentre os acessos arteriais, a artéria radial representa o acesso arterial mais utilizado tanto para procedimentos coronários percutâneos quanto exames diagnósticos. Atualmente houve expansão da aplicabilidade do acesso radial, sendo que a artéria radial pode ser utilizada também para a realização de procedimentos endovasculares periféricos.

Comparado ao acesso femoral, os acessos radiais são mais superficiais, apresentam menor incidência de complicações hemorrágicas e hematomas locais.

MATERIAIS NECESSÁRIOS PARA PUNÇÃO ARTERIAL PERIFÉRICA

- Máscara, luva e campos estéreis;
- Solução antisséptica (Clorexidina ou PVP-I);

- Anestésico Local: Lidocaina 1% sem epinefrina;
- Seringa de 5 mL;
- Agulha 25G;
- Equipo de soro;
- Monitor com transdutor eletrônico calibrado;
- Cateter sobre agulha de 18G a 20G com 2,5 a 5 cm de comprimento ou cateter com fio guia;
- 500 mL de S. F 0,9%;
- Torneira de 3 vias;
- Suporte para braço;
- Gaze;
- Fio de nylon 3.0, porta agulha e tesoura;
- Material para Curativo/Fixação;
- Esparadrapo ou micropore.

TÉCNICA DE PUNÇÃO RADIAL

Deve-se puncionar, preferencialmente, a artéria radial do membro superior não dominante.

O Teste de Allen é frequentemente realizado e contribui na identificação de lesões isquêmicas, juntamente com o uso do Ultrassom Doppler para identificação de lesões vasculares e anormalidades no fluxo sanguíneo radial.

Durante o Teste de Allen (ou Teste Allen Modificado), a artéria radial e ulnar são ocluídas através da pressão no punho após efluxo do sangue compressivo a mão. Inicialmente a mão torna-se pálida e após a descompressão da artéria radial e ulnar o tempo de enchimento capilar pode ocorrer em até cinco segundos e o fluxo sanguíneo se normalizar, indicando que se eventualmente ocorrer a perda da artéria radial por isquemia, ligadura ou trombose não ocorrerá isquemia na mão (Figura 4.1).

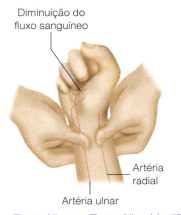
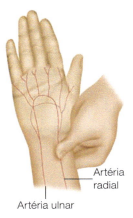

Figura 4.1 – Teste Allen ou Teste Allen Modificado.

Vídeo 1 - Teste Allen Modificado 1

http://www.editoradoseditoresonline.com.br/mod/page/view.php?id=531

Vídeo 1 - Teste Allen Modificado 1

http://www.editoradoseditoresonline.com.br/mod/page/view.php?id=541

DESCRIÇÃO DO TESTE ALLEN/TESTE ALLEN MODIFICADO

1. Explicar o procedimento a ser realizado e a sua finalidade ao cliente e/ou familiar, obter o seu consentimento e realizar o exame físico específico.
2. Higienizar as mãos.
3. Colocar o cliente em decúbito dorsal (acamado) ou sentado (consciente).
4. Colocar a mesa de cabeceira próxima ao cliente, quando estiver sentado
5. Calçar as luvas de procedimento, se necessário.
6. Solicitar ao cliente que estenda o braço, preferencialmente, o da mão não dominante, sobre a cama ou sobre a mesa, com a palma da mão voltada para cima.
7. Posicionar-se próximo ao tronco do cliente.
8. Localizar os pulsos das artérias radial e ulnar, palpandoos com os dedos indicador e médio (2° e 3° quirodáctilo) de ambas as mão (Figura 4.1)
9. Solicitar ao cliente que feche a mão.
10. Comprimir as artérias radial e ulnar com os dedos, simultaneamente.
11. Solicitar ao cliente que abra e feche a mão por algumas vezes, mantendo-a, em seguida, aberta e relaxada.
12. Aguardar alguns segundos até que a mão fique pálida.
13. Liberar a pressão manual aplicada na artéria ulnar, mantendo a compressão na artéria radial.

14. Contar o tempo de enchimento capilar no relógio, observando o retorno da circulação da artéria ulnar por meio da coloração avermelhada da palma da mão.
15. Repetir o teste no outro braço, caso o resultado seja insatisfatório (maior do que sete segundos).
16. Retirar as luvas de procedimento, se for o caso.
17. Colocar o cliente em posição confortável, adequada e segura.
18. Higienizar as mãos.
19. Proceder às anotações de enfermagem, constando: resultado obtido (satisfatório ou insatisfatório) e a conduta tomada.

Fonte: Procedimento Operacional Padrão EBSERH UF TM. http://www2.ebserh.gov.br/documents/147715/0/POP+Teste+de+Allen+final.pdf/3eea0c40-217b-44b9-82ad-7f5a33ab6e45

DESCRIÇÃO PROCEDIMENTO PUNÇÃO RADIAL

A técnica detalhada da punção radial caracteriza-se por:
- Explicar a técnica ao paciente, bem como sinais e sintomas e complicações que possam ocorrer após a punção;
- Selecionar o lado não dominante do paciente;
- Realizar o Teste de Allen como descrito anteriormente;
- Efetuar a flexão dorsal das mãos para melhor posicionamento do braço (se necessário solicite o auxílio de um assistente);
- Palpar o pulso da artéria radial e marcar o local da punção;
- Realizar assepsia do local e colocar campo estéril;
- Efetuar anestesia local;
- Proceder a punção da artéria radial com técnica de Seldinger em ângulo de 30° em relação a pele;
- Inserir delicadamente o cateter de monitorização da pressão arterial dentro da artéria radial;
- Heparinizar o cateter e realizar curativo adequado.

COMPLICAÇÕES DOS ACESSOS ARTERIAIS

A incidência de complicações relacionadas com a cateterização arterial periférica varia de 0,3% a 51% dos casos. As mais frequentes incluem:
- Vasculares: trombose, vasoespasmo, isquemia, embolia gasosa, pseudoaneurisma, fístula arteriovenosa, necrose de extremidades, oclusão arterial assintomática, hemorragias e hematomas;
- Infecciosas: celulite, bacteremia, sepse.

REFERÊNCIAS

1. Amato ACM. Procedimentos Médicos: Técnica e tática. São Paulo: Roca, 2008.
2. Albrecht E. Manual Prático de Anestesiologia. 7. ed. Rio de Janeiro: Revinter, 2009.

3. Barash PG. Manual de Anestesiologia Clínica. 7. ed. Porto Alegre: Artmed, 2015.
4. Marino PL. Compêndio de UTI. 4. ed. Porto Alegre: Artmed, 2015.
5. Assunção MSC; Rezende EAC. Monitorização em UTI. 2ª ed, Rio de Janeiro: Revinter: 2006.
6. Moore Keith L. Anatomia orientada para a clínica. 7. ed. Rio de Janeiro- RJ: Guanabara Koogan, 2014.
7. Araujo S. Acessos Venosos Centrais e Arteriais Periféricos – Aspectos Técnicos e Práticos. Revista Brasileira Terapia Intensiva – RBTI, Campinas - SP, v. 15, n. 2 - Abril/Junho 2003.
8. Maia F; Furtado R; Souza JB. Acessos vasculares: evolução temporal e prática contemporânea. Journal of Transcatheter Interventions, Rio de Janeiro- RJ, 27:1-8, 2019.
9. Andrade PB; Tebet MA; Silva FSM; Andrade MVA; Mattos LA; Labrunie A. Utilização do acesso radial elimina a ocorrência de sangramento grave relacionado ao sítio de punção após intervenção coronária percutânea primária. Rev. Bras. Cardiol. Invasiva, São Paulo- SP, vol.18 no.4, 2010.
10. Tebet MA; Andrade MVA; Mattos LA; Labrunie A; Gentile M. Angioplastia primária via radial com doses aumentadas de tirofiban: uma técnica segura e efetiva. Rev. Bras. Cardiol. Invasiva, São Paulo- SP, vol.15 no.3, 2007.
11. Moreira J. Cuidados de enfermagem na retirada de cateter arterial para monitorização invasiva da pressão arterial. 2012. 39f. Dissertação de mestrado - Curso de Mestrado Profissionalizante em Terapia Intensiva SOBRATI - Sociedade Brasileira de Terapia Intensiva, São Paulo- SP, 2012.

5 Acesso Venoso Central por Localização Anatômica

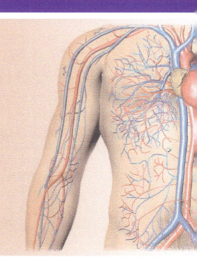

Helio Penna Guimaraes
Kaile de Araújo Cunha
Fernando Couto Portela
Danyelle Rocha da Silva
Guilherme Aragão Bringel
Monique da Silva Portela

INTRODUÇÃO

Define-se por acesso venoso central a instalação de um dispositivo/cateter através de um acesso vascular venoso cuja extremidade deverá atingir a veia cava superior ou inferior, independentemente de seu local da inserção, podendo ser um cateter central de inserção central (CCIC) ou cateter central de inserção periférica (CCIP ou PICC).

Os acessos venosos centrais fornecem um acesso intravenoso confiável possibilitando a monitorização hemodinâmica, a coleta de sangue para obtenção de valores específicos como a gasometria venosa, saturação venosa central e/ou saturacao venosa mista de oxigênio. Propiciam também a administração central de fármacos vasoativos e hipertônicos bem como uma vazão maior de fluidos em algumas circunstâncias de acordo com o calibre do cateter inserido. A estimulação por meio de marca-passo transvenoso, a colocação de cateteres de artéria pulmonar e execução e manutenção de hemodiálise também necessitam da instalação de um acesso venoso central.

Numerosas complicações associadas ao uso de cateteres venosos centrais têm sido descritas, pois se trata de uma técnica cruenta, invasiva e que, sem dúvida alguma, acarreta alto risco de morbimortalidade para os pacientes.

Dessa forma, critérios rigorosos de indicação, aderência estrita aos passos técnicos preconizados para se realizar o acesso vascular em questão (incluindo a obediência integral às regras de assepsia e antissepsia de um procedimento cirúrgico padrão), além dos cuidados inerentes ao uso e manutenção do cateter, são pontos fundamentais para se diminuir a incidência de complicações imediatas e tardias.

INDICAÇÕES PARA O PROCEDIMENTO

Avanços técnicos e uma melhor compreensão da anatomia tornaram a inserção de cateteres venosos centrais mais fácil e segura, no entanto ainda há pouca valorização dos riscos envolvidos no procedimento. Como qualquer procedimento médico, a cateterização venosa central (CVC) tem indicações específicas que devem ser reservadas para o paciente que tem potencial para se beneficiar dela. Depois de determinar que é necessária a CVC, muitas vezes os médicos realizam o procedimento no local onde tem mais experiência, podendo não ser a via mais adequada para o paciente em particular. A escolha final do local da punção em um determinado paciente deve variar de acordo com as experiências institucionais e individuais do medico (Tabela 5.1).

Tabela 5.1 – Indicações de sítio punção para acesso venoso central

Indicações	1º	2º	3º
• Cateterização de artéria pulmonar	JID	SE	SD
• Com coagulopatia	JEx	JI	F
• Com PEEP alta	JID	JIE	JEx
• NPT (longa permanência)	S (implantado cirurgia)		
• Hemodiálise / plasmaférese	JI	F	S
• Marca-passo transvenoso (urgência)	JID	S	F
• Hipovolemia (impossibilidade de acesso periférico)	S ou F	JI	-
• Pré-operatório	JI	S	-
• Pré-operatório de neurocirurgia	AC	S	-
• Uso geral	JI ou S	F	JEx
• Incapacidade de deitar-se	F	JEx	AC
• Manejo emergencial de via aérea	F	S	JI

JI = jugular interna; JID = jugular interna direita; JIE = jugular interna esquerda; S = aubclávia; SD = subclávia direita; SE = subclávia esquerda; F = femoral; JEx = jugular externa; AC = antecubital.
Fonte: Arquivo dos autores.

A ressuscitação volêmica por si só não é uma indicação para CVC. Um cateter de 2,5 polegadas com calibre de 16 gauges usado para canular uma veia periférica pode infundir o dobro da quantidade de líquido de um cateter venoso central de 8 polegadas com 16 gauges de calibre. No entanto, a canulação de veia periférica pode ser impossível em indivíduos hipovolêmicos e chocados. Neste caso, a veia subclávia (VS) é o local de punção central mais confiável porque ela permanece aparentemente pérvia através de seus anexos fibrosos à clavícula. Dependendo da situação clínica, a veia femoral (VF) é uma alternativa razoável, mas o risco de trombose venosa profunda sempre precisa ser considerado.

Acesso venoso central é muitas vezes necessário para a infusão de medicamentos irritantes ou vesicantes (ex.: cloreto de potássio concentrado, nutrição parenteral, entre outras), drogas vasoativas ou certos procedimentos diagnósticos ou terapêuticos radiológicos e hemodinâmicos, e em paciente onde o acesso periférico não é possível. Nutrição parenteral total de longa duração é melhor administrada através de cateteres posicionados na veia subclávia e devem ser implantados cirurgicamente se necessário.

A veia jugular interna (VJI) é o local preferido para hemodiálise aguda, uma vez que veia subclávia deve ser evitada devido à incidência relativamente alta de estenose subclávia após diálises temporárias, o que limita as opções para uma fístula arterio – venosa (FAV) caso uma diálise com potencial de longa duração torne-se necessária. A veia femoral também é adequada para hemodiálise aguda de curto prazo ou plasmaférese em pacientes internados.

Marca-passos transvenosos de emergência e cateteres de artéria pulmonar fluxo-dirigidos são melhores inseridos através da veia jugular interna direita (VJID) devido ao caminho direto para o ventrículo direito. Esta rota é associada a um menor número de mal posicionamento da ponta do cateter.

Para pacientes com coagulopatias, a veia jugular externa (VJEx) é uma alternativa aceitável, mas raramente se faz necessária. A veia subclávia é uma segunda escolha alternativa para o cateterismo da artéria pulmonar, mesmo em muitos pacientes com coagulopatia, mas a veia subclávia esquerda é preferencial do que a veia subclávia direita devido as voltas menos agudas necessárias para alcançar o coração.

Cateterização venosa central pré-operatória é desejável em uma grande variedade de situações clínicas. Uma indicação específica para cateterismo ventricular direito é o pré-operatório de paciente submetido à craniotomia posterior ou laminectomia cervical na posição sentada. Estes pacientes estão em risco de embolia aérea e o cateter pode ser usado para aspirar o ar do ventrículo direito.

Neurocirurgia é a única indicação comum para uma abordagem antecubital, já que os cateteres da veia jugular interna estão no campo operatório e, teoricamente, podem obstruir o retorno do sangue a partir da calota craniana e causar aumento da pressão intracraniana. Cateteres na veia subclávia são uma excelente alternativa para pacientes em pré-operatório para neurocirurgia se a possibilidade de pneumotórax estiver descartada antes da indução da anestesia geral.

A canulação de veia periférica em parada cardiorrespiratória pode ser impossível e os tempos de circulação de medicamentos administrados perifericamente são prolongados quando comparada à injeção central. A administração eficaz de drogas é um elemento extremamente importante da ressuscitação cardiopulmonar bem sucedida; o acesso venoso deve ser estabelecido o mais rápido possível, seja periférico, intra – ósseo ou central (na impossibilidade de se conseguir as alternativas anterioes).

Tentativas de canulação prolongada em veia do braço/antebraço não têm garantias de sucesso e sob tais circunstâncias a veia femoral é uma boa alternativa porque, apesar do potencial aumento no tempo de circulação de drogas, nesse local é onde a ressuscitação cardiopulmonar é menos interrompida. Se a circulação não for restaurada após a administração de medicamentos adequados e de desfibrilação, um acesso venoso central deve ser obtido pelo operador mais experiente disponível com uma interrupção mínima da RCP.

CONTRAINDICAÇÕES PARA O PROCEDIMENTO

Existem contraindicações relativas a punções venosas profundas, discriminadas na Tabela 5.2.

Tabela 5.2 – Contraindicações para punção acesso venoso central

Coagulopatia ou anticoagulação	Alto risco de complicações
Doença vascular grave no local da punção	Suspeita de lesão de veia cava
Paciente agitado	Infecção no local da punção
Profissional inexperiente, não supervisionado	Distorção da anatomia vascular

Fonte: Arquivo dos autores.

As contraindicações são ditas relativas, pois se deve pesar, em cada caso, o potencial risco e benefício de cada punção (e do local escolhido para a punção), sendo prudente seguir as seguintes orientações:

- Utilizar a via de maior experiência por parte do profissional.
- Caso a necessidade não seja de urgência e houver risco de lesão e sangramento, preferir os sítios compressíveis (acesso femoral ou técnicas de passagem periféricas: jugular externa ou antecubital).
- Nas indicações não urgentes administrar plasma ou plaquetas (quando indicado) ou simplesmente desligar a infusão de heparina, por exemplo, por intervalo de tempo adequado para proceder à punção com menor risco de complicação. Não há determinação especifica dos níveis seguros dos tempos de coagulação ou contagem de plaquetas, sendo que o bom senso vai guiar estas intervenções. De qualquer maneira, contagens de plaquetas abaixo de 30.000/mm^3 podem estar associadas a sangramento que tragam risco de morte.
- Se possível, desconectar o paciente do ventilador mecânico ou reduzir as pressões do sistema, em especial nas punções de risco para pneumotórax como são os acessos à veia subclávia.

MATERIAL NECESSÁRIO PARA O PROCEDIMENTO

A preparação e organização adequada dos equipamentos antecipadamente são imprescindíveis. Hoje a maioria dos cateteres já vem em kits estéreis facilitando assim o procedimento. Recomenda- se fortemente que todos os equipamentos adicionais que por ventura forem necessários, como uniformes estéreis, luvas e campos cirúrgicos sejam armazenados em um "carrinho de acesso venoso central" dedicado (Tabela 5.3).

Esta prática de fácil acesso ao material leva a redução do tempo de procura por materiais, melhora da esterilização do procedimento e consequentemente reduz infecções relacionadas ao cateter. Independente do método de introdução do cateter, é importante que toda a equipe utilize equipamento de proteção, bem como material estéril e técnica asséptica. Isso inclui o uso de gorro, máscara, óculos, avental, luva estéril, bem como a assepsia e antissepsia do local escolhido e isolamento do mesmo com campo estéril.

Tabela 5.3 – Materiais necessários para acesso venoso central

EPI: Luvas de procedimentos; gorros; máscaras; avental estéril; óculos de proteção;
Campos estéreis;
Anestésico – Xylocaina sem vasoconstritor
Utilizar Ultrassonografia para guiar o acesso vascular
1 Kit acesso venoso central (Figura 5.2), composto por:
- 1 Cateter para acesso venoso central,
- 04 pacotes de gases;
- 01 seringa de 20ml, 01 seringa de 10ml, 01 agulha 40x12, 01 agulha 25x7, 01 agulha 13x 4,5, fio de sutura mononylon 2.0 ou 3.0;
- 1 par de luvas estéril;
- 1 Equipo;
- 1 frasco de solução salina de 250 mL;
- 2 frascos de clorexidina (degermante e alcoólica);
- Fita aderente;
1 Suporte de soro;
Mesa de Mayo;
Kit acesso central para procedimento, composto por:
- 01 porta agulha,
- 01 tesoura
- 01 pinça dente de rato
- 01 kelly reta;
Estabilizador sem sutura (Startlock®)

Fonte: Arquivo dos autores.

TÉCNICAS E SEQUÊNCIA

Para a punção venosa central, pode-se lançar mão de duas técnicas que hoje são as mais difundidas: a introdução percutânea de cateter sobre guia flexível (técnica de Seldinger) ou colocação do cateter central por meio de agulha metálica. Para ambas as técnicas, são obrigatórias a paramentação com gorro, máscara, luvas e campos estéreis, tomando-se todas as precauções de um rigoroso procedimento asséptico.

PUNÇÃO COM CATETER POR DENTRO DA AGULHA (INTRACATH)

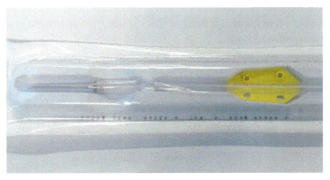

Figura 5.1A – Intracath adulto.

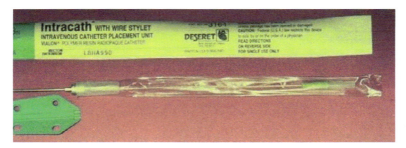

Figura 5.1B – Intracath pediátrico.

Após a correta paramentação do executor, conforme citado anteriormente, e a antissepsia da pele e colocação dos campos, inicia-se a anestesia local com lidocaína a 2% sem vasoconstritor.

Com a agulha de anestesia, realiza-se a "exploração" da veia a ser cateterizada, com muita atenção à sua direção, ângulo com a pele e profundidade, uma vez que, após sua localização, a sua posterior punção com a agulha calibrosa do Intracath seguirá o mesmo pertuito.

A agulha do Intracath deve ser conectada a uma seringa contendo 1 mL de soro fisiológico, devendo o seu bisel estar voltado para a escala graduada da seringa, de maneira a se saber sua posição intravascular. A punção deve ser realizada com o bisel voltado para cima. Logo após ultrapassar a pele, a agulha deve ser lavada com 0,5 mL de soro, com o objetivo de retirar possível fragmento de pele que possa estar obstruindo. O direcionamento do Intracath deve ser o mesmo ao realizado pela agulha da anestesia, mantendo-se sempre pressão negativa no êmbolo da seringa, de maneira a refluir sangue assim que a agulha penetrar na veia; este refluxo deve ser fácil. Neste momento se faz necessária à progressão da agulha de mais alguns poucos milímetros para se certificar de que o bisel está no interior do vaso. Caso não ocorra o refluxo e o local esperado já tenha sido explorado, deve-se retornar a agulha mantendo sempre a pressão negativa no êmbolo e faça nova tentativa.

Puncionado o vaso, desconecta-se a seringa da agulha mantendo o orifício de entrada ocluído e o cateter é introduzido de forma delicada e livre de qualquer obstáculo até sua posição central.

Caso haja resistência após o cateter ter ultrapassado a ponta da agulha, não se deve forçar sua progressão e deve-se realizar a retirada do conjunto. Nunca retirar apenas o cateter, uma vez que pode resultar em secção do mesmo pela ponta afiada do bisel, com embolização do segmento distal.

Com o sucesso na introdução do cateter, procede-se com a retirada da agulha metálica, fixando- a corretamente ao canhão do cateter e colocando o protetor da agulha. Para confirmação do correto posicionamento do cateter em veia central, deve-se observar o livre gotejamento do soro, quando aberto e, posicionar o frasco de soro abaixo do nível do coração, enquanto se observa o livre refluxo de sangue não pulsátil pelo equipo. Em caso de punção inadvertida de artéria, o sangue irá refluir para dentro do equipo e do frasco de soro independente de sua posição.

PUNÇÃO DE CATETER SOBRE GUIA FLEXÍVEL (TÉCNICA DE SELDINGER)

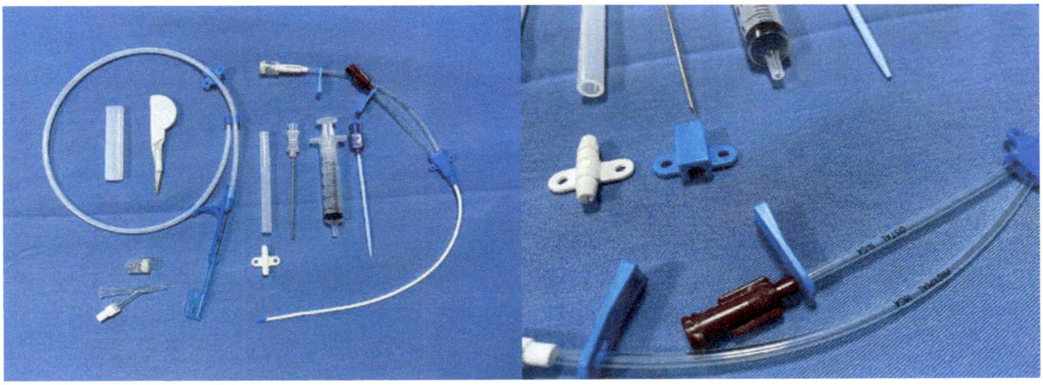

Figura 5.2 – Cateter venoso central de inserção central.

Conforme técnica anterior descrita, a técnica de Seldinger também requer todos os cuidados e técnicas assépticas, com o objetivo de evitar complicações.

Conecta-se a agulha à seringa, de preferência sem rosca e frouxamente para permitir fácil remoção. Realiza-se então a punção de acordo com o local do vaso desejado, sempre realizando pressão negativa no êmbolo da seringa. Alcançada a veia, estabiliza-se o cateter com a mão não dominante e remove-se a seringa, enquanto oclui-se o orifício de saída com o 1° quirodáctilo para prevenir embolia aérea.

O fio-guia deve ser introduzido delicadamente usando a mão dominante e avançando com os dedos. O fio-guia nunca deve ser avançado contra resistência. Neste caso, o fio-guia deve ser removido e o fluxo de sangue deve ser reavaliado para se certificar de que a agulha continua no interior do vaso. Se o fio-guia não sai facilmente, deve-se tentar girar com os dedos sem forçar a retirada, a fim de evitar que o mesmo seja cortado pela agulha e cause possível embolização para o espaço intravascular. Se o fio-guia não puder ser retirado, todo o conjunto deve ser removido e reinicia-se o procedimento.

Deve-se tomar cuidado para que o fio-guia não entre por completo no vaso e deixe-o de maneira que a agulha possa ser completamente retirada e ainda haver parte do fio-guia saindo pela base da agulha. À medida que realizar a retirada da agulha, no momento da saída do bisel pela pele, o fio-guia deve ser cuidadosamente segurado entre a agulha e a pele tomando-se o cuidado para não sair de sua posição intravascular.

Para a passagem do cateter pelo fio-guia, talvez seja necessário o alargamento do trajeto no tecido subcutâneo; é utilizado o dilatador com movimento de torção e rotação junto à superfície da pele. Avança-se o dilatador apenas na distância estimada para penetração na pele, subcutâneo e camada muscular. Para evitar dilaceração da pele pela passagem do dilatador, pode-se realizar uma pequena incisão utilizando uma lâmina de bisturi n° 11. Remove-se então o dilatador, assegurando que o fio-guia esteja sempre visível e seguro.

O cateter deve ser introduzido de maneira semelhante, novamente enquanto controla o fio-guia e avance até a posição final. Remove-se o fio-guia e certifica-se de que ele esteja íntegro, conecta-se a seringa e deve-se assegurar que haja fluxo livre de sangue pelo cateter a partir do vaso. Desconecta – se então a seringa e a linha vascular / monitorização ao cateter é então conectada. Por fim, fixa-se no local com sutura ou, de preferência, com dispositvos próprios de fixação ou estabilização e curativo estéril.

LOCAIS DE PUNÇÃO

Veia jugular interna

Anatomia

A veia jugular interna (VJI) emerge da base do crânio através do forame jugular e entra na bainha carotídea dorsalmente a artéria carótida interna (Figura 5.3).

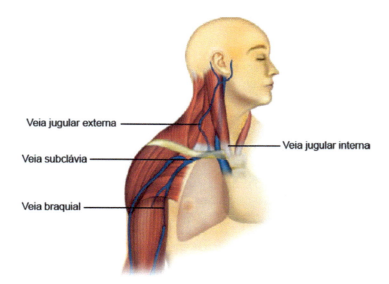

Figura 5.3 – Anatomia do Sistema Venoso Superior, destacando – se a Veia Jugular Interna e Veia Subclávia.
Fonte: Modificado de Irwin e Rippie.

Em seguida, segue posterolateralmente à artéria e passa abaixo ao músculo esternocleidomastóideo. A veia fica medialmente a porção anterior do músculo esternocleidomastóideo, e em seguida, segue sob o triângulo formado pelas duas cabeças do músculo esternocleidomastóideo em sua porção medial antes de entrar na veia subclávia (VS), próximo a borda medial do músculo escaleno anterior na borda esternal da clavícula. A junção da veia jugular interna direita (que tem em média de 2 cm a 3 cm de diâmetro) com a veia subclávia direita formando a veia inominada segue um caminho direto para a veia cava superior.

Consequentemente, mal posicionamento e "looping" de um cateter inserido através da veia jugular interna direita são incomuns. Por outro lado, um cateter passado através da veia jugular interna esquerda deve realizar uma curva acentuada à esquerda na junção jugulo-subclávia, o que resulta em uma maior percentagem de mal posicionamento de cateteres. Esta curva acentuada também pode produzir tensão na ponta do cateter, resultando em uma maior incidência de erosões vasculares.

O conhecimento das estruturas vizinhas à veia jugular interna é essencial, pois essas estruturas podem ser comprometidas por uma agulha mal direcionada. A artéria carótida interna corre medialmente à veia jugular interna, porém raramente, pode estar posicionada diretamente posterior ou anteriormente a ela. Atrás da artéria carótida interna, apenas fora da bainha, encontra-se o gânglio estrelado e o tronco simpático cervical. A cúpula da pleura, maior do lado esquerdo, encontra-se caudal à junção da veia jugular interna e a veia subclávia. Posteriormente, na base do pescoço, passam os nervos frênico e vago. O ducto torácico localiza-se atrás da veia jugular interna esquerda e entra na margem superior da veia subclávia perto da junção jugulo-subclávia. O ducto linfático direito tem a mesma relação anatômica, mas é muito menor, e efusões quilosas ocorrem geralmente somente com canulações na veia jugular interna esquerda.

Veia subclávia

Anatomia

A veia subclávia é uma continuação direta da veia axilar, com início na borda lateral da primeira costela, estendendo-se de 3 cm a 4 cm ao longo da superfície inferior da clavícula e tornando-se a veia braquiocefálica quando se junta a veia jugular interna ipsilateral na confluência de Pirogoff atrás da articulação esternoclavicular (Figura 5.4).

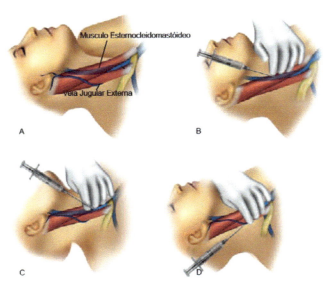

Figura 5.4 – Os vários acessos possíveis para a punção da Veia Jugular Interna: A; Anatomia superficial; B: Acesso anterior; C: Acesso central; D: Acesso Posterior.
Fonte: Modificado de Irwin e Rippie.

A veia tem de 1 a 2 cm de diâmetro, contém um único conjunto de válvulas distalmente à junção da veia jugular externa, e é fixada na sua posição imediatamente abaixo da clavícula por seus anexos fibrosos. Estes anexos evitam o colapso da veia, mesmo com uma grave depleção de volume. Anteriormente à veia ao longo de seu curso estão o músculo subclávio, clavícula, ligamento costoclavicular, músculos peitorais e epiderme.

Posteriormente, a veia subclávia é separada da artéria subclávia e do plexo braquial pelo músculo escaleno anterior, que tem entre 10 mm a 15 mm de espessura no adulto. Posteriormente à porção medial da veia subclávia estão localizados o nervo frênico e artéria torácica interna durante sua passagem para dentro do tórax. Superiormente, as referências são a pele, platisma e a aponeurose superficial.

Inferiormente, a veia passa acima da primeira costela, da cúpula da pleura (0,5 cm atrás da veia) e do ápice pulmonar. O ducto torácico à esquerda e o ducto linfático direito atravessam o músculo escaleno anterior para se juntar a porção superior da veia subclávia próximo da união com a veia jugular interna.

Técnica

A veia subclávia pode ser puncionada pelos acessos infraclavicular e supraclavicular; o infraclavicular tem sido associado a menores riscos de complicações. O local da punção infraclavicular é a 1,5 cm lateralmente ao ligamento costoclavicular (Figura 5.5), na junção do terço médio com o terço medial da clavícula. Alternativamente há possibilidade de ser realizar a punção mais lateralmente próximo da região do trígono clavipeitoral, sempre direcionando a agulha medialmente para o terço média da clavícula/fúrcula esternal.

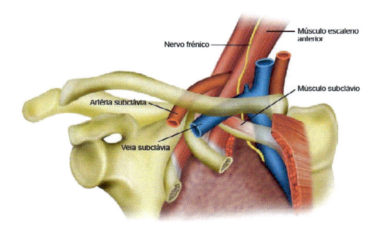

Figura 5.5 – Anatomia da Veia Subclávia e estrutura adjacentes.
Fonte: Modificado de Irwin e Rippie.

Após anestesia, a agulha é introduzida em direção à fúrcula esternal, enquanto o êmbolo da seringa, tracionado, permite livre aspiração do sangue quando assim que a veia é encontrada.

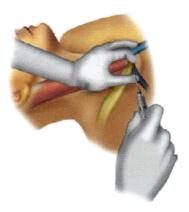

Figura 5.6 – Acesso infraclavicular da punção da Veia Subclávia.
Fonte: Modificado de Irwin e Rippie.

Veia femoral

Anatomia

A veia femoral (Figura 5.7) é uma continuação direta da veia poplítea e se torna a veia ilíaca externa no ligamento inguinal. No ligamento inguinal a veia femoral está dentro da bainha femoral a poucos centímetros da superfície da pele. A veia localiza-se medialmente à artéria femoral, que por sua vez encontra-se medialmente ao ramo femoral do nervo genitofemoral. O compartimento medial contém canais linfáticos e linfonodo de Cloquet. A veia ilíaca externa cursa em direção cefálica do ligamento inguinal, ao longo da superfície anterior do músculo iliopsoas para juntar-se com seu ramo contralateral assim formando a veia cava inferior, localizada anteriormente a direita da quinta vertebra lombar.

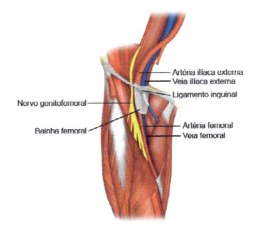

Figura 5.7 – Anatomia da Veia Femoral.
Fonte: Modificado de Irwin e Rippie.

Técnica

Traça – se uma linha imaginária entre a crista ilíaca ântero – superior e a sínfise púbica, dividindo – a em 03 partes. A artéria femoral geralmente é palpada na junção entre o 1/3 proximal e o 1/3 intermédio. Após anestesia local, a agulha é introduzida a uma distância de 2 a 3 cm abaixo do ligamento inguinal em direção cefálica (formando ângulo de 45° com a pele) e 1 a 1,5 cm imediatamente medial ao pulso da artéria femoral, enquanto o êmbolo da seringa, tracionado, permite livre aspiração do sangue quando a veia é encontrada. A agulha não pode transfixar o ligamento inguinal devido ao risco de hematoma local, hematoma retroperitoneal e perfuração de alças intestinais.

CUIDADOS DE MANUTENÇÃO PÓS – PROCEDIMENTO

Quando o índice de sepse relacionada ao cateter do serviço é superior a 2% e cateteres impregnados com antibióticos estiverem disponíveis, estes devem ser utilizados por reduzir a taxa de contaminação.

A mesma recomendação não é válida para aplicações tópicas de antibióticos, como pomadas e cremes aplicados no local da punção, pois estes apenas predispõem a colonização por fungos e promovem a seleção de bactérias resistentes aos antimicrobianos utilizados.

O cateter não deve ser trocado de rotina (por exemplo, a cada dois dias). Ele deve retirado quando não houver mais necessidade de um acesso central, ou quando o mesmo demonstre sinais de infecção local ou sepse associada ao cateter. A substituição de rotina provou não reduzir o risco de complicações infecciosas, além de acrescentar o risco de uma complicação mecânica a cada troca.

Assim que a evolução do quadro determinar o fim da terapia ou permitir que a mesma seja continuada por acesso venoso periférico, o cateter deve ser retirado. Afinal, o risco de colonização ou infecção relacionada ao cateter aumenta com o passar do tempo, embora antes de três dias seja improvável que a presença de um foco infeccioso possa ser atribuída a ele.

COMPLICAÇÕES

Com o desenvolvimento das técnicas modernas de acesso venoso central (Seldinger, punção guiada por ultrassom Doppler) e com o uso de melhores dispositivos, o índice de complicações associado às técnicas de punção venosa central caiu vertiginosamente nas ultimas décadas, porém a popularização dessas técnicas acarretou no surgimento de novas entidades clínicas, como as infecções de cateteres. Didaticamente as complicações são divididas em mecânicas e infecciosas.

Complicações mecânicas

Mal posicionamento

É uma complicação bastante frequente. O posicionamento do cateter deve ser checado o mais rápido possível para evitar danos graves como lacerações, ou desencadeamento de arritmias no caso de o cateter estar posicionado no interior do átrio ou ventrículo direito, trombose no caso do cateter subir ou dobrar-se no interior do vaso (em especial próximo a região da veia subclávia).

Punção arterial

É a complicação mais frequente nas punções femorais e da jugular interna. Caso não seja reconhecida a punção arterial nesses sítios, pode ocorrer dilatação e passagem do cateter por esta via. Este diagnóstico pode ser feito no caso de o sangue obtido na punção ser vermelho vivo; na dúvida, evitar progredir com o processo.

É importante testar se existe pulsatilidade quando se procede a punção com jelco, já que é outra maneira de checar se a punção foi venosa ou arterial; eventualmente pode-se adaptar o sistema a um equipo com soro e checar se há retorno de sangue mesmo com o frasco de soro posicionado bem superiormente.

A depender da artéria puncionada (cuidado especial com as carótidas) existe risco específico, sendo o mais grave o de laceração ou promoção de embolia de um fragmento de placa de atheroma com consequência potencialmente grave.

Sangramento

É uma complicação relativamente infrequente, porém potencialmente muito grave. Devem ser tomados cuidados especiais em pacientes com risco para sangramentos, como aqueles em vigilância para coagulopatia, em anticoagulação, em uso de antiagregantes plaquetários, portadores de plaquetopenia ou disfunções plaquetárias. Sangramentos podem levar ao aparecimento de hemotórax e hematomas.

O hemotórax é uma complicação grave que pode estar associada ao comprometimento ventilatório e instabilidade hemodinâmica. O hematoma pode dificultar as punções subsequentes, determinar distorção da anatomia com potenciais complicações graves como compressão de traqueia e insuficiência respiratórias e, em casos extremos, causar uma coagulopatia por consumo de fatores de coagulação.

Pneumotórax

Complicação potencialmente grave que pode ter seu risco minimizado a partir de cuidados específicos e cujo diagnóstico deve ser estabelecido rapidamente e o tratamento instituído o quanto antes.

Hidrotórax

Pela injeção inadvertida de soluções em cateteres mal posicionados (no espaço pleural e não na luz vascular).

Quilotórax

Acontece pela lesão do ducto torácico (em punção de veia subclávia esquerda pelo acesso infraclavicular).

Embolia do cateter

No momento da passagem do cateter deve-se atentar à possibilidade de perder o cateter no interior da veia, levando a embolização deste – em especial quando for cortado para troca de fioguia. Para a retirada pode-se usar técnicas guiadas por fluoroscopia, mas eventualmente pode ser necessário cirurgia vascular.

Embolia aérea

Em pacientes respirando espontaneamente, hipovolêmicos ou nos quais não se observe cuidado com o uso da posição de Trendelemburg para a punção, existe a possibilidade de entrada de ar na circulação central com consequente embolização coronária ou pulmonar. A condição de estabilidade do paciente e o volume de ar que entrou no sistema podem determiner as repercussões clínicas, que podem ser desastrosas.

As principais complicações mecânicas e sua frequência em relação ao local de punção estão discriminadas na Tabela 5.4.

Tabela 5.4 – Frequência de complicações mecânicas de acordo com o sítio de punção cateter venoso central

Complicação	Jugular interna	Subclávia	Femoral
Punção arterial	7%	4%	12%
Hematoma	1%	1,5%	4%
Hemotórax	-	0,5%	-
Pneumotórax	16%	2,5%	-
Total	~8%	~8%	16%

Complicações infecciosas

Infecção do local de inserção do cateter

Eritema, calor, edema ou saída de pus pelo orifício de inserção do cateter ou seus arredores. Para cada uma destas situações está preconizada uma intervenção especifica conforme algoritmos.

Sempre que houver infecção do local de inserção, o cateter deve ser retirado e, caso haja necessidade, reposicionado em outro local. Indivíduos com repercussões sistêmicas (sépticos) devem receber antibioticoterapia empírica e ter seus cateteres trocados por fio-guia. No caso de cultura da ponta do cateter positiva ou ausência de outro local de infecção atribuível o cateter deve ser retirado.

Colonização do cateter

Crescimento de mais de 15 unidades formadoras de colônia (UFC) numa cultura quantitativa nos 5 centímetros distais de um cateter venoso central.

Infecção De Corrente Sanguínea Relacionada Ao Cateter

Isolamento de um mesmo germe em corrente sanguínea e na cultura quantitativa de um cateter, em vigência de sintomas e sinais clínicos de infecção de corrente sanguínea sem outro foco infeccioso identificado.

RESUMO

Indicações
- Uso de drogas vasoativas;
- Monitorização de PVC e ScvO$_2$;
- Inserção de cateter de Swan-Ganz;
- Nutrição parenteral;
- Administração de soluções especificas;
- Procedimentos específicos;
- Marca-passo transvenoso, diálise, etc.;
- Ausência de acesso venoso periférico ou intra - ósseo;
- Pós-parada cardiorrespiratória.

Contraindicações
- Coagulopatia ou anticoagulação;
- Alto risco de complicações;
- Infecção no sitio de punção;
- Profissional inexperiente, não supervisionado;
- Doença vascular grave no local de punção;
- Distorção da anatomia vascular;
- Suspeita de lesão de veia cava;
- Paciente combativo.

Complicações
- Mecânicas;
- Mal posicionamento do cateter;
- Trombose;
- Sangramento;
- Pneumotórax;
- Hidrotórax;
- Quilotórax;
- Embolia do cateter;
- Embolia aérea;
- Punção arterial;
- Infecciosas;
- Infecção do local de inserção do cateter;
- Colonização do cateter;
- Infecção de corrente sanguínea relacionada ao cateter.

REFERÊNCIAS

1. Okutubo FA. Central venous cannulation: how to do it. Brit J Hosp Med 1997;57:368-70.
2. Kuhn GJ, White BC, Swetnam RE, et al. Peripheral vs central circulation times during CPR: a pilot study. Ann Emerg Med 1981; 10:417.
3. McGee DC, Gould MK. Preventing complications of central venous catheterization. N Engl J Med 2003; 348:1123.
4. Rosenkranz LG. Nutritional support in the postoperative period. Med Clin North Am 2001;85:1255-62.
5. Saint S & Matthay MA. Risk reduction in the intensive care unit. Am J Med 1998;105:515-23.
6. Celinski SA, Seneff MG – Central Venous Catheters, em: Irwin RS, Rippe JM – Intensive Care Medicine. Philadelphia, Willliams & Wilkins, 2007; 19-37.
7. Merrer J, De Jonghe B, Golliot F, et al: Complications of femoral and subclavian venous catheterization in critically ill patients: a randomized controlled trial. JAMA 286:700, 2001.
8. Huijbregts HJ, Blankestijn PJ: Dialysis access-guidelines for current practice. Eur J Vasc Endo Surg 31:284–247, 2006.
9. Doerfler ME, Kaufman B, Goldenberg AS: Central venous catheter placement in patients with disorders of hemostasis. Chest 110:185, 1996.
10. ECC Committee, Subcommittees and Task Forces of the American Heart Association: 2005 American Heart Association guidelines for cardiopulmonary resuscitation and emergency cardiovascular care. Circulation 112:1, 2005.
11. Pizzo VLP, dos Santos MHC – Cateterização Venosa Central, em: Martins HS, Damasceno MCT, Awada SB – Pronto-Socorro Diagnóstico e Tratamento em Emergências. São Paulo, Editora Manole, 2008; 321-328.
12. Adams BD, Lyon ML, DeFlorio PT – Central Venous Catheterization and Central Venous Pressure Monitoring em: Custalow CB, Chanmugam AS, Chundofsky CR, McManus LTCJ – Clinical Procedures in Emergency Medicine. Philadelphia. Saunders Elsevier, 2010; 374-410.
13. Figueiredo LFP, Silva E, Cal RGR, Waksman H – Vias de Acesso ao Sistema Vascular em: Knobel E – Condutas no Paciente Grave Vol. 2. São Paulo, Atheneu, 2010; 2099-2112.
14. Kusminsky RE. Complications of central venous catheterization. J Am Coll Surg. 2007;204(4):681-96. Review.

6. Acesso Venoso Central Guiado por Ultrassonografia

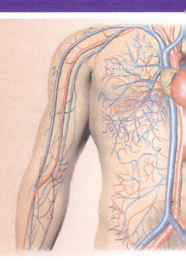

Helio Penna Guimaraes
Kaile de Araújo Cunha
Fernando Couto Portela
Hyroan Brandell Pereira Correia
Anselmo Alves de Souza

INTRODUÇÃO

Nos últimos 20 anos, a ultrassonografia à beira do leito ou POCUS (Point-of-Care Ultrasound), realizada em tempo real pelo médico que atende o paciente, incorporou – se definitivamente em todas as especialidades médicas e evolui rapidamente devido à disponibilidade de equipamentos cada vez mais portáteis, com custos mais acessíveis e em combinação com novos protocolos de atendimento a pacientes críticos. A POCUS aumenta a resolutividade do médico, onde quer que ele esteja, seja no departamento de emergência, na UTI, no centro cirúrgico, nas enfermarias ou até mesmo em áreas remotas com recursos escassos em ambiente pré-hospitalar. A NASA treina seus astronautas em POCUS com as imagens sendo transmitidas através da telemedicina para interpretação médica.

Inicialmente a ultrassonografia estava limitada a médicos radiologistas e ecocardiografistas. Com a universalização do método e a padronização de treinamento por algumas sociedades, entre elas a ACEP (American College of Emergency Physicians), a EFMUSB (European Federation Of Societies For Ultrasound In Medicine And Biology) e a WINFOCUS (World Interactive Network Focused On Critical UltraSound), foi possível implementar a ultrassonografia à beira do leito ou POCUS na prática médica diária de maneira efetiva. A ultrassonografia possui algumas vantagens inequívocas em um ambiente de Medicina de Emergência ou Medicina Intensiva: a) ausência de exposição à radiação; b) reprodutibilidade; c) baixo custo; d) praticidade e portabilidade; e) método não – invasivo; f) possibilidade de obtenção de informações importantes à beira leito de maneira rápida; g) auxílio na realização de procedimentos invasivos[1].

A inserção de cateteres venosos centrais (CVC) por meio de punção venosa central ou periférica é um procedimento extremamente comum em pacientes graves ou potencialmente graves, seja na Unidade de Terapia Intensiva (UTI), no Departamento de Emergência (DE), em Centro Cirúrgico (CC) ou mesmo em Enfermarias (ENF). Suas principais indicações são necessidade de medida das pressão e saturação venosas centrais; administração de drogas vasoativas, medicação irritantes ou vesicantes da parede vascular; e administração de nutrição parenteral, entre outras. Além disso, no paciente criticamente doente, instável hemodinamicamente e em uso de vasopressor pode ser necessário a inserção de cateter arterial para a monitorização da pressão arterial invasiva e análise de sua curva de pressão para estimar débito cardíaco ou fluidorresponsividade.

Anualmente nos EUA são inseridos mais de 5 milhões de CVC, os quais estão associados a uma taxa de complicação de aproximadamente 15%, sendo esperada uma incidência de 750.000 eventos adversos por ano, conforme dados americanos. As principais complicações na inserção de CVC incluem a punção arterial acidental, múltiplas punções venosas e falência de punção da veia, mal posicionamento da ponta do cateter, hematomas, pneumotórax, hemotórax, quilotórax ou ambos e insucesso na inserção do cateter em até 35%. A punção e inserção de cateteres arteriais também pode ser complicada por punção e inserção inadvertida em veias, múltiplas punções e consequente dano à artéria, hematomas significativos e falência na punção e na inserção. Dentre os fatores relacionados a essas complicações destacam – se a experiência do operador e a condição clínica do paciente, como obesidade, coagulopatia, urgência do procedimento entre outras condições.

As complicações relacionadas a um acesso vascular colocam em risco a integridade do paciente e estão associadas a elevação de custos hospitalares decorrentes de aumento no tempo de internação em UTI ou tempo de permanência hospitalar e da realização de procedimentos adicionais eventualmente necessários para tratar/corrigir tais complicações: por exemplo, um pneumotórax aumenta o tempo médio de internação em 3 a 4 dias. Já existem evidências científicas suficientemente consistentes demonstrando que a utilização de ultrassonografia para guiar a punção e a inserção do CVC diminui de maneira significativa o número de complicações, a quantidade de tentativas de punção, o número de falências e o tempo necessário para o procedimento, quando comparada à punção guiada por pontos de referência anatômicos.

EVIDÊNCIA CIENTÍFICA PARA A UTILIZAÇÃO DA US POINT OF CARE NO ACESSO VASCULAR

O número de publicações científicas sobre ultrassonografia point of care (POCUS), ultrassonografia pulmonar e acesso vascular guiado por ultrassonografia vem crescendo de maneira exponencial nas últimas 07 décadas, demonstrando sua importância como ferramenta complementar no cuidado do paciente criticamente doente (Figura 6.1).

Desde 2001, a Agency for Healthcare Research and Quality (AHRQ), uma a agência norte-americana responsável por pesquisa e qualidade em cuidados de saúde, recomenda a utilização do ultrassom para guiar as punções venosas centrais. Em 2002, o National Institute for Clinical Excellence (NICE) – órgão britânico voltado à excelência na prática clínica – também passou a recomendar a utilização da ultrassonografia para a realização das punções venosas centrais. Em média, uma punção guiada por US previne um acidente de punção para cada 07 acessos venosos centrais realizados por marcos

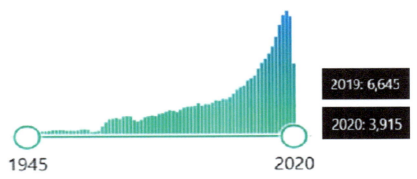

Figura 6.1 – Total publicações no PUBMED sobre POCUS, ultrassonografia pulmonar e acesso vascular por ultrassonografia.

anatômicos (NNT: número necessário para tratar = 07) e previne um caso de insucesso na inserção para cada 05 tentativas (NNT = 05)[2-4].

Quando se realiza uma análise de custo e efetividade da implementação da "nova tecnologia", do treinamento da equipe na técnica da ultrassonografia point of care e acessos vasculares, bem como os custos da aquisição/compra do equipamento de US, percebe – se que a inserção de CVC guiada por US economiza recursos e principalmente previne complicações. Em 2003, Calvert e Hind através de modelo analítico de custo/efetividade afirmaram que para 1.000 cateteres inserido guiados por US há economia de 02 libras esterlinas por cateter em comparação com a técnica de inserção usual[5]. Ainda em 2003, em outra publicação Hind et al. publicaram uma metanálise de 18 estudos, envolvendo mais de 1600 pacientes. Foi identificado uma redução relativa de 86% no insucesso do procedimento guiado por ultrassonografia quando comparada pela técnica de reparos anatômicos e de 57% na taxa global de complicações[6].

Em 2013, Noritomi e colegas realizaram uma simulação teórica baseada em dados de literatura internacional aplicada ao contexto brasileiro do Sistema Único de Saúde (SUS) e organizada segundo uma árvore de decisão que comparava as duas técnicas para inserção de cateter venoso central: ultrassonografia em tempo real versus reparos anatômicos externos. Esse modelo teórico mapeou tanto as probabilidades de ocorrência de cada um dos desfechos/complicações após a tentativa de passagem do CVC com o uso das duas técnicas comparadas quanto todos os custos associados a cada uma das duas técnicas. Além de estimar as probabilidades de ocorrências de complicações, foram calculados os custos dos recursos associados à inserção do CVC por ambas as técnicas bem como o tratamento das potenciais complicações relacionadas a cada complicações (Figura 6.2)[7].

Esses custos foram estimados por meio dos códigos correspondentes do DATASUS considerando-se a média ponderada de valor de reembolso entre inserção de CVC duplo-lúmen e mono-lúmen, e de cateter para hemodiálise de curta duração. Também entraram como custos a aquisição do aparelho de ultrassonografia e sua obsolescência (considerada de 5 anos), custo dos dispositivos protetores, custo das complicações e as intervenções necessárias para tratá-las. Além disso, foi hipoteticamente determinado que 02 serviços de saúde passariam em torno de 325 CVC por ano, totalizando, em 5 anos, 1.625 CVC para cada serviço.

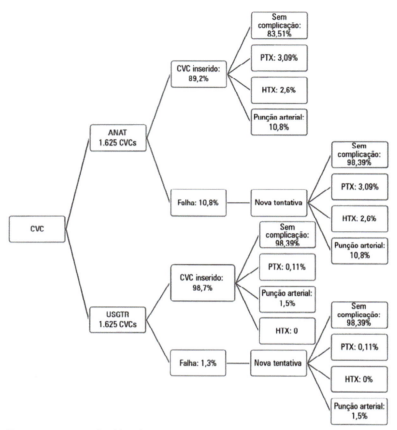

Figura 6.2 – Porcentagens atribuídas às complicações em cada técnica de passagem de cateter venoso central.
CVC = cateter venoso central; ANAT = técnica de reparos anatômicos externos; USGTR = técnica de ultrassonografia em tempo real; PTX = pneumotórax; HTX = hemotórax.
Fonte: Adaptado de NORITOMI, D T et al. Rev. bras. ter. intensiva [online]. 2016, vol.28, n.1 [cited 2020-09-29], pp.62-69.

Ao se analisar a árvore de decisão acima (Figura 6.2), o custo final médio para a técnica de reparos anatômicos externos foi de R$ 262,27 e, para ultrassonografia em tempo real, de R$ 187,94. Houve uma economia de R$ 74,33 para cada cateter venoso central quando utilizado a ultrassonografia point of care. A razão de custo-efetividade incremental representou uma economia de R$ 2.494,34 por pneumotórax evitado, de R$ 2.858,90 para cada hemotórax evitado e de R$ 799,26 para cada hematoma evitado (Tabela 6.1). Em resumo, a intervenção mostrou-se tanto custo-efetiva quanto poupadora de recurso, uma vez que esse modelo teórico em 5 anos promoveu uma redução da ordem de R$ 100.000,00 em recursos empregados (Tabela 6.2).

Em 2019, foi realizado um estudo alemão[12] que analisou os impactos econômicos e a custo – efetividade dos acessos vasculares guiados por US quando comparados com o acesso vascular pela técnica de reparos anatômicos externos. Foram analisados mais

Tabela 6.1 – Resultados de custo-efetividade

Razão de custo-efetividade incremental	Resultados (R$)
Custo incremental por caso de pneumotórax evitado	- 2.494,34
Custo incremental por caso de hemotórax evitado	- 2.858,90
Custo incremental por caso de hematoma evitado	- 799,26

RCEI = razão de custo-efetividade incremental.
Fonte: Adaptado de NORITOMI, D T et al. Rev. bras. ter. intensiva [online]. 2016, vol.28, n.1 [cited 2020-09-29], pp.62-69).

Tabela 6.2 – Número de complicações e custos associados a cada técnica de passagem de cateter venoso central

Descrição	Números de eventos e/ou custos
ANAT (CVC: 325/ano - 1.625/5 anos)	
Eventos (em 5 anos)	
Falha (mais de 1 passagem)	176
Pneumotórax	50
Hemotórax	43
Punção arterial	176
Custo total (em 5 anos)	
Cateteres (R$)	170.508,43
Complicações (R$)	253.996,58
Materiais descartáveis	0
Aparelho de ultrassonografia	0
Total (R$)	424.505,01
USGTR (CVC: 325/ano - 1625/5 anos)	
Eventos (em 5 anos)	
Falha (mais de uma passagem)	21
Pneumotórax	2
Hemotórax	0
Punção arterial	24
Custo total (em 5 anos)	
Cateteres (R$)	157.435,40
Complicações (R$)	3.623,28
Materiais descartáveis (R$)	98.767,50
Aparelho de ultrassonografia (R$)	45.000,00
Total (R$)	324.816,18

ANAT = técnica de reparos anatômicos externos; CVC = cateter venoso central; USGTR = técnica de ultrassonografia em tempo real.
Fonte: Adaptado de NORITOMI, D T et al. Rev. bras. ter. intensiva [online]. 2016, vol.28, n.1 [cited 2020-09-29], pp.62-69).

de 548 mil acessos vasculares em pacientes adultos com mais de 18 anos. Setenta porcento de todos os acessos vasculares foram realizados na veia jugular interna (384 mil) e 70% dos acessos na veia jugular interna (aproximadamente 268 mil) foram realizados por US em tempo real. O modelo de análise se baseou em uma árvore de decisão onde foram colocados os percentuais de complicações de cada técnica (US em tempo real versus Técnica de Reparos Anatômicos Externos) bem como suas taxas de sucesso. O resultado demonstrou que para cada acesso vascular por US em tempo real produziu uma redução de custos devido à redução de complicações no valor de 179 euros.

Em 2015, duas metanálises da Cochrane Database of Systematic Reviews avaliaram a efetividade e segurança da técnica de punção guiada por ultrassonografia ou US com doppler em tempo real versus inserção do cateter venoso central pela técnica de reparos anatômicos para as veias jugular interna, subclávia e femoral[8,9].

EVIDÊNCIA PARA TÉCNICA DE ACESSO VASCULAR PELA VEIA JUGULAR INTERNA POR ULTRASSONOGRAFIA

Ao se analisar a anatomia e posicionamento da veia jugular interna e sua relação com a artéria carótida, observa – se que em mais de 50% das vezes a veia jugular interna posiciona-se anteriormente à artéria carótida e com a utilização do US pode – se avaliar sua localização anatômica bem como suas variações, seu diâmetro e dominância, suas complicações prévias (como exemplo, trombose) e dessa forma aumentar as taxas de sucesso na obtenção do acesso vascular, bem como reduzir as complicações[13].

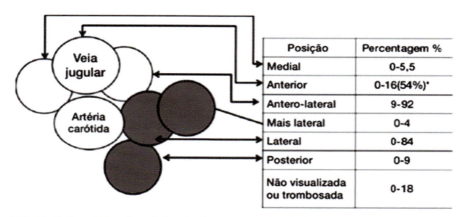

Figura 6.3 – Posição relativa da veia jugular interna em relação à artéria carótida comum.
Fonte: Arquivos dos autores.

Analisando – se o acesso vascular para a veia jugular interna, tanto em pacientes adultos quanto pediátricos, percebeu – se o seguinte:
- O uso do US bidimensional diminuiu a quantidade total de complicações em 73% nos pacientes adultos. Em crianças, 04 trials avaliaram 291 pacientes e não demonstraram redução estatisticamente significante das complicações com uso do US.

- O uso de US bidimensional aumentou em 12% a taxa global de sucesso em obter o acesso vascular. Em adultos a taxa global foi de 9% e em crianças a taxa de sucesso foi de 22%. Mesmo nas mãos de profissionais menos experientes a taxa de sucesso ficou em torno de 9%, contra 11% dos profissionais mais experientes, quando comparados à técnica de acesso vascular por marcos anatômicos.
- A utilização da US permite uma redução global de 1,19 tentativas de punção quando comparada à técnica de acesso vascular por marcos anatômicos (Ultrassonografia 1,1 a 1,9 tentativas versus 1,42 a 4,21 tentativas – analisados 11 estudos com 1650 e 1652 pacientes em cada braço). Mesmo em crianças a redução de 1,24 tentativas de punção ao se utilizar a US foi estatisticamente significante. Essa redução aconteceu tanto para profissionais não experientes (redução de 1,21 tentativas) quanto para profissionais experientes (1,09 tentativas).
- Embora não tenha sido demonstrado redução do número de punção arterial em crianças com a US, em adultos a essa redução de punção arterial acidental atingiu 74% e 77% de redução na incidência de formação de hematomas.
- No geral, a utilização da US reduz em 30,52 segundos o tempo para canulação. O número de tentativas de canulação também se reduz. O sucesso na primeira tentativa com o uso da US aumenta em 57%. Para a segunda tentativa a utilização da US aumenta a chance de punção em 19%.

EVIDÊNCIA PARA TÉCNICA DE ACESSO VASCULAR DA VEIA SUBCLÁVIA OU VEIA FEMURAL POR ULTRASSONOGRAFIA

Diferentemente da punção da veia jugular interna, a técnica de acesso vascular por US da veia subclávia não é tão difundida, é mais complexa que a punção da veia jugular interna e demanda mais treinamento pela equipe assistente.

Em 2011, Fragou et al analisaram 401 pacientes críticos submetidos à técnica de acesso vascular guiado por US na veia subclávia (VSC) (200 pacientes) versus técnica padrão ou por reparos anatômicos externos (201 pacientes)[10]. Principais resultados:

- A US bidimensional reduziu o tempo para se conseguir o acesso à veia subclávia (26,8 s x 44,8 s).
- A taxa de sucesso na obtenção do acesso vascular foi de 100% ao se utilizar o US versus 87,5% da técnica de reparos anatômicos externos.
- A média de tentativa com o acesso guiado por US foi 1,1 versus 1,9 com a técnica de reparos anatômicos externos.
- A incidência de punção arterial e formação de hematomas com a utilização da US foi de 0,5% e 1,5%, respectivamente, versus 5,4% e 5,4%, respectivamente, com a técnica de reparos anatômicos externos.
- A incidência de pneumotórax e hemotórax com a utilização da US foi de 0% e 0%, respectivamente, versus 4,9% e 4,4%, respectivamente, com a técnica de reparos anatômicos externos.

Em uma série de casos britânicos[11], foram coletados 2586 dados retrospectivos de pacientes sequenciais que foram submetidos canulação venosa profunda em um hospital terciário britânico de 2004 a 2011. A taxa de sucesso da punção venosa profunda guiada por US foi de 99,5%, sendo 1923 (74,4%) acessos vasculares guiados por US na veia subclávia, 636 (24,6%) acessos vasculares guiados por US na veia jugular interna e somente 13 (0,5%) acessos vasculares pela técnica anatômica. O que se observou foi que a técnica de acesso vasculares guiado por US apresentou 0,7% de complicações quando comparada com 15,4% da técnica de acesso vascular por reparos anatômicos externos. Cabe destacar que os hospitais que participaram do estudo eram hospitais terciários, com médicos experientes no procedimento, treinados adequadamente e estavam em um serviço com expertise em acessos guiados e US Point of Care.

Na metanálise da Cochrane Database of Systematic Reviews[9], foram observados os seguintes resultados para o acesso vascular pela veia subclávia:

- Seis trials avaliaram o total de complicações peri e pós – procedimento com o uso de US e/ou Doppler totalizando 1418 pacientes analisados, não havendo diferenças estatisticamente significante quando comparado à técnica anatômica. Também não havia diferença em relação à taxa de sucesso global do procedimento e nem ao número total de tentativas.
- Embora o uso do US bidimensional ou US com Doppler diminuissem a quantidade punção arterial acidental e incidência de formação de hematomas, não houve diferença em relação à quantidade de outras complicações (hemotórax, pneumotórax, lesão nervosa), tempo para canulação e sucesso na obtenção do acesso vascular na primeira tentativa.

Houve pouquíssimos trials analisados na metánalise relacionados à obtenção do acesso vascular pela veia femural. Observou – se os seguintes resultados:

- Um pequeno aumento na taxa de sucesso na obtenção do acesso vascular.
- Não houve diferença quanto à punção arterial acidental e não houve diferença quanto ao total de complicações.
- Houve um pequeno aumento do sucesso na obtenção do acesso vascular na primeira tentativa.

TÉCNICA DE PUNÇÃO POR ULTRASSONOGRAFIA

A formação da imagem ultrassonográfica depende da geração de ecos e baseia – se nos fenômenos de reflexão, refração e dispersão de energia das ondas sonoras. O aparelho de US é formado por um transmissor, transdutor, receptor e uma tela de monitor. Gera pulsos curtos de ondas sonoras na estrutura analisada e mede o tempo de ida e volta dessa onda sonora, calculando a distância da estrutura analisada, a intensidade de cada eco de retorno após o pulso bem como a densidade da estrutura analisada. Os transdutores possuem cristais piezoelétricos capazes de vibrar ou mudar seu formato ao serem atravessados por corrente elétrica, e dessa forma convertem energia elétrica em vibrações mecânica (ciclos de compressão e rarefação) produzindo as ondas ultrassônicas. Inversamente, com o retorno dos pulsos iniciais, o transdutor capta a energia das vibrações mecânicas e as transforma em sinais elétricos, produzindo uma imagem em escala de cinza na tela do monitor.

Conforme Flato et al.[13], a atenuação da onda ecografica depende da frequência de repetição dos picos e vales da onda. A frequência de insonação também controla a resolução axial da imagem ecográfica. Quanto maior a frequência, menor a distância entre os vales e picos da onda, sendo chamado de comprimento de onda, que determina a resolução axial da imagem. A direção axial baseia-se em um modelo de linhas para demonstrar a insonação do tecido. A profundidade da penetração da onda de US no corpo está diretamente relacionada ao comprimento de onda – comprimento de onda curto possuem penetração menor nos tecidos comparados com ondas mais longas. O transdutor linear cria feixes em paralelo, que penetra no tecido perpendicularmente à pele e por esta razão são os de eleição em estruturas como veias e artérias. O transdutor setorial cria feixes que divergem, criando um setor angular, razão pela qual os transdutores lineares apresentam maior resolução axial.

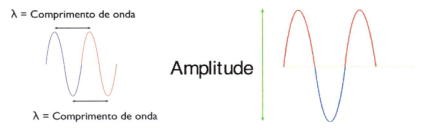

Figura 6.4 – Exemplo de comprimento e amplitude de ondas sonoras.

Escolha do transdutor

O transdutor ideal para guiar a punção vascular deve ser um transdutor do tipo arranjo de fase linear com uma grande resolução, elevada frequência sonora e pequeno comprimento de onda para que possa distinguir as pequenas estruturas representadas pelos vasos. A realização do procedimento deve ser em tempo real, de maneira dinâmica, no modo bidimensional (Figura 6.5).

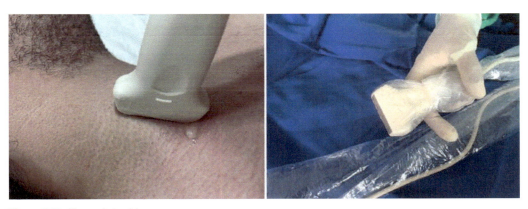

Figura 6.5 – Transdutor Linear.
Fonte: Arquivos dos autores.

Modalidades de punção por ultrassonografia

Podemos dividir didaticamente os procedimentos de ultrassonografia da seguinte forma.

Quanto à utilização em tempo real da US

- Técnica estática: realiza – se a avaliação anatômica da veia e demarca – se o ponto de punção. Depois de demarcado o ponto de punção, realiza – se a punção sem o auxílio do US.
- Técnica dinâmica: realiza – se a avaliação anatômica da veia e em tempo real com o auxílio da US guia – se a agulha/cateter em todo o trajeto anatômico até a obtenção da punção com avaliação imediata das complicações.

Quanto à orientação do transdutor em relação às estruturas anatômicas

- Técnica Dinâmica Transversal ou Out – plane ou Eixo Curto: consiste em posicionar o transdutor transversalmente ao vaso, colocando o vaso no centro da tela do monitor de modo a posicionar o vaso no ponto médio do transdutor. É necessário posicionar o marcado do transdutor de acordo com o marcador da tela do monitor para que o médico se oriente quanto a qual lado da imagem ultrassonográfica corresponde ao lado direito do paciente. Posiciona – se o transdutor em um plano mais perpendicular à pele do que aquele usado na técnica convencional ou na técnica dinâmica para se visualizar o exato local em que a ponta da agulha encontra – se no interior do vaso[14]. É de mais fácil aprendizado e deve ser a preferência para os iniciantes da técnica de punção guiada por ultrassom. Sua desvantagem é a de não permitir a visualização da passagem do fio guia ou do cateter no interior do vaso, o que pode estar associada a complicações como perfuração do vaso ou mal posicionamento do cateter[15,16] (Figuras 6.6 a 6.9).

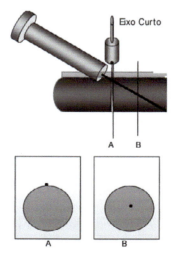

Figura 6.6 – Técnica Transversal ou Eixo Curto.
Fonte: Adaptado do ECOTIN.

Acesso Venoso Central Guiado por Ultrassonografia

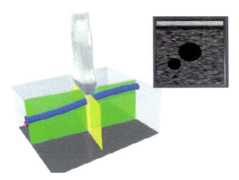

Figura 6.7 – Colocação do Probe perpendicular ao vaso a ser puncionado.
Fonte: Adaptado do Practical guide for safe central venous catheterization and management 2017.

Representação Esquemática da Técnica Transversal (Adaptado do Practical guide for safe central venous catheterization and management 2017)

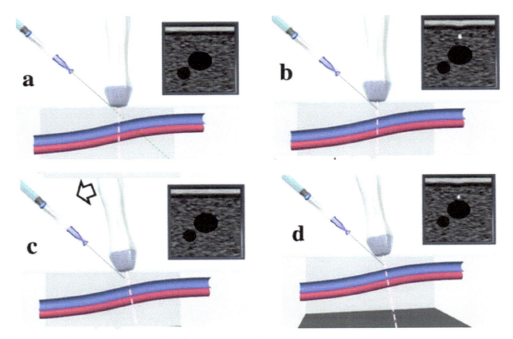

Figura 6.8 – Passo a passo da técnica transversal.
Fonte: Adaptado do Practical guide for safe central venous catheterization and management 2017.

a) Posicionamento da agulha perpendicular ao plano da veia. Diversos ângulo de introdução da agulha já foram descritos: 45°, 60°, 75° e 90°.

b) O primeiro artefato que aparece no centro da tela corresponde à ponta da agulha.

c) O transdutor pode ser movido ligeiramente para a frente, o que faz com que a ponta da agulha desapareça.

d) A agulha é novamente avançada lentamente, o que faz com que a ponta da agulha reapareça.

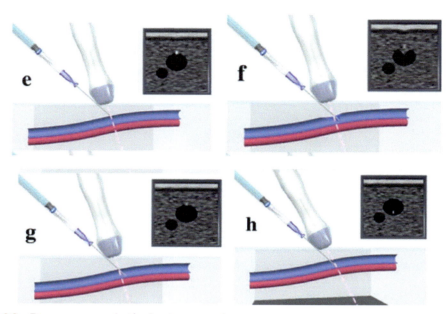

Figura 6.9 – Passo a passo da técnica transversal.
Fonte: Adaptado do Practical guide for safe central venous catheterization and management 2017.
e) Repetindo essa manipulação, a agulha chega gradativamente à veia-alvo.
f) Quando a ponta da agulha toca a parede anterior da veia-alvo, ela cria uma pequena depressão, na parede anterior da veia. Empurrar a agulha na veia com um movimento rápido permite que ela se mova por uma curta distância de modo que penetre apenas na parede anterior. (A pressão venosa é normalmente baixa; portanto, se a agulha for pressionada lentamente na parede anterior e a ponta atingir a parede posterior, ela pode penetrar na parede posterior também).
g) Finalmente, a parede anterior retorna à sua forma original e ponta não pode mais ser vista.
h) Para ver a ponta da agulha novamente, mova o transdutor anteriormente fazendo uma varredura.

Uma outra alternativa durante a execução da técnica transversal seria a realização da técnica de triangulação. Ela consiste medir a profundidade do vaso até superfície, manter o transdutor em posição fixa e transversal em relação à superfície e vaso a ser puncionado e inserir a agulha a 45° de inclinação em um ponto que tenha distância do transdutor exatamente igual à distância da profundidade do vaso a ser puncionado (Figura 6.10).

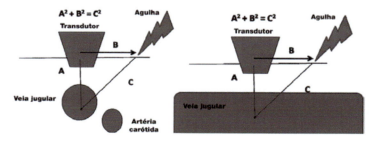

Figura 6.10 – Técnica da triangulação.
Fonte: Arquivos dos autores.

- Técnica Dinâmica Longitudinal ou In – plane ou Eixo Longo: A técnica consiste em se visualizar inicialmente a veia em posição transversal e depois fazer uma rotação do transdutor de forma a colocar a veia de maneira longitudinal na tela do aparelho de ultrassonografia. Isso permitirá visualizar a veia em sua total extensão enquanto a agulha penetra na pele e tecidos acima do vaso, bem como permitirá observar o exato momento no qual a agulha penetra a parede da veia, além de fornecer, em seguida, a visualização da inserção tanto do fio guia metálico quanto do cateter. Devemos conseguir o melhor alinhamento do feixe de US/transdutor com o vaso (Figura 6.11)[17].

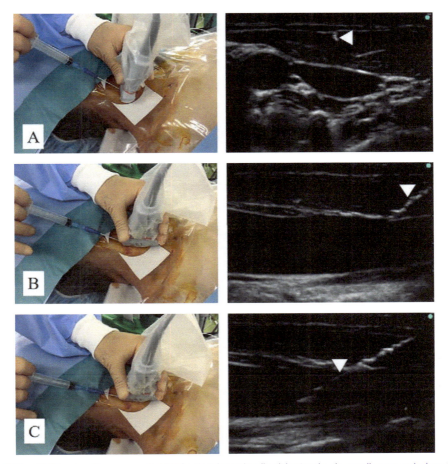

Figura 6.11 – A) Técnica Transversal; B) Técnica Longitudinal (entrada da agulha na veia jugular); C) Técnica Longitudinal (agulha completamente inserida na veia jugular).
Fonte: Adaptado de Takeshita et al: Combined Approach Versus 2 Conventional Approaches in Ultrasound-Guided Central Venous Catheterization: J Cardiothorac Vasc Anesth. 2019.

- Técnica Dinâmica Oblíqua: A técnica oblíqua consiste em se visualizar inicialmente a veia e artéria em posição transversal, depois se faz uma rotação do transdutor em torno de 45° de maneira a deixar os vasos numa visão transversal e se realizar a punção vascular e penetração da agulha de maneira a manter o alinhamento longitudinal com o transdutor. Isso permitirá que a todo o mundo se observe o trajeto da agulha. O paciente é colocado em posição de Trendelenburg a 15° com uma ligeira rotação da cabeça para o lado oposto ao do operador. Sugerimos que o profissional posicione o aparelho e tela de US no mesmo campo de visão do local a ser puncionado no paciente. Dessa forma, o operador posderá olhar diretamente para a tela do US ao mesmo tempo em que avança a agulha[18,19] (Figura 6.12 e 6.13).

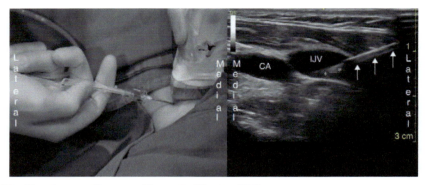

Figura 6.12 – Abordagem ultrassográfica pela Técnica Oblíqua.
CA = artéria carótida; IJV = veia jugular interna; ** = fio-guia; ↑↑↑ = agulha.

Fonte: Adaptado MATIAS et al. Cateterização venosa central guiada por ultrassom - abordagem "Syringe-Free". Rev. Bras. Anestesiol. [online]. 2017, vol.67, n.3 [cited 2020-10-08], pp.314-317.

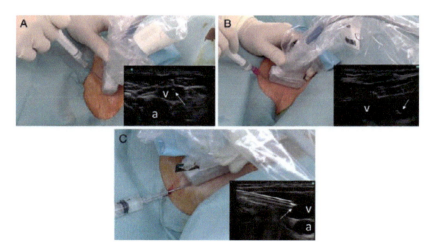

Figura 6.13 – Comparação das 03 Técnicas Dinâmicas: posicionamento do transdutor e correlação ultrassonográfica. A) Técnica Transversal; B) Técnica Longitudinal; C) Técnica Oblíqua.
Fonte: Adaptado de Batllori et al. Randomized comparison of three transducer orientation approaches for ultrasound guided internal jugular venous cannulation. Br J Anaesth. 2016 Mar;116(3):370-6. doi: 10.1093/bja/aev399. Epub 2015 Dec 24. PMID: 26705350.

Na série de casos de 220 casos de Batllori et al, observou – se os seguintes resultados:

	Transversal (n = 75)	Longituinal (n = 73)	Oblíqua (n = 72)
Taxa sucesso global	71 (97.3%)	73 (97.3%)	68 (94.4%)
Taxa sucesso 1ª tentativa	51 (69.9%)	39 (52%)	53 (73.6%)
Número tentativas	1.51	1.92	1.37
Tempo de canulação	35.0 s	46.1 s	41.2
Complicações	11 (15.1%)	3 (4%)	5 (6.9%)
Punção parede posterior veia jugular interna	8 (11%)	0 (0%)	1 (1.4%)

Escolha sítio punção

A Veia Jugular Interna é a de mais fácil aprendizado, sendo puncionada a partir da face anterior do pescoço. As referências anatômicas e posicionamento do transdutor do US não diferem da técnica tradicional às cegas: rastreia – se a região cervical com o transdutor ao nível da pulsação da artéria carótida começando na parte inferior do triângulo de Sedillot formado pelos dois ramos do músculo esternocleidomastóideo (Figura 6.14 e 6.15). Desliza – se o transdutor sobre superfície do pescoço, seguindo o trajeto dos vasos, até encontrar o local onde a artéria carótida e a veia jugular internar estejam o mais lateralizadas possível. Sobre esse ponto deverá ser realizada a punção. Isso evita que a carótida seja puncionada acidentalmente, caso a veia esteja localizada superiormente à artéria[14].

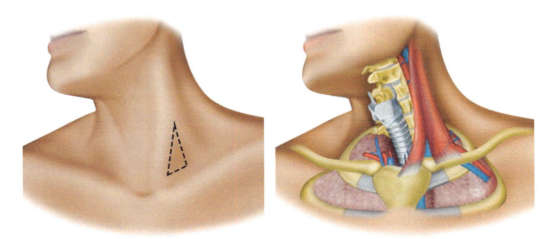

Figura 6.14 – O triângulo de Sedillot compreende o músculo esternocleidomastóideo e a clavícula. A veia jugular interna está localizada dentro do triângulo.
Fonte: Adaptado de Batllori et al. Randomized comparison of three transducer orientation approaches for ultrasound guided internal jugular venous cannulation. Br J Anaesth. 2016 Mar;116(3):370-6. doi: 10.1093/bja/aev399. Epub 2015 Dec 24. PMID: 26705350.

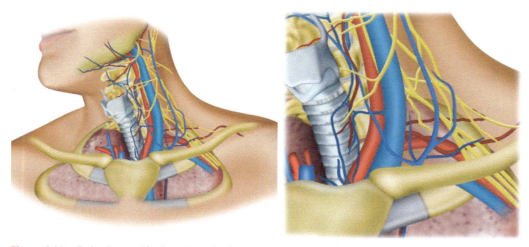

Figura 6.15 – Relação anatômica das principais estrutura vasculares e nervosas.
IJV = veia jugular internal; CA = artéria carótida; AS = artéria subclávia.
Fonte: Adaptado de Batllori et al. Randomized comparison of three transducer orientation approaches for ultrasound guided internal jugular venous cannulation. Br J Anaesth. 2016 Mar;116(3):370-6. doi: 10.1093/bja/aev399. Epub 2015 Dec 24. PMID: 26705350.

ANATOMIA ULTRASSONOGRÁFICA CERVICAL – ACESSO VENOSO JUGULAR INTERNA

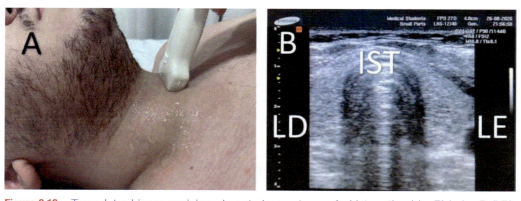

Figura 6.16 – Transdutor Linear posicionado anteriormente ao nível istmo tireoide; B) Lobo D (LD), LE (lobo esquerdo) e istmo da tireoide (IST).

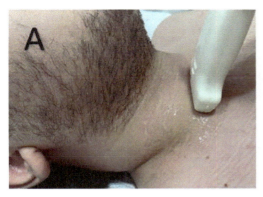
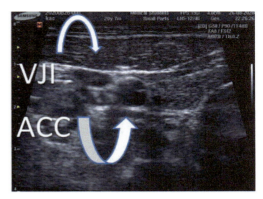

Figura 6.17 – Transdutor Linear posicionado lateralmente ao istmo da tireoide. B) VJI (Veia Jugular Interna) quase colabada; ACC (Artéria Carótida Comum).

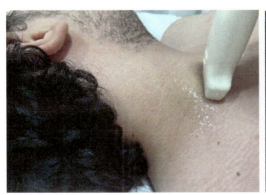
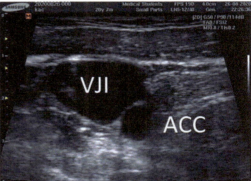

Figura 6.18 – Transdutor Linear posicionado lateralmente ao istmo da tireoide. B) Corte Transversal da VJI (Veia Jugular Interna) distendida após manobra Valsalva; ACC (Artéria Carótida Comum).

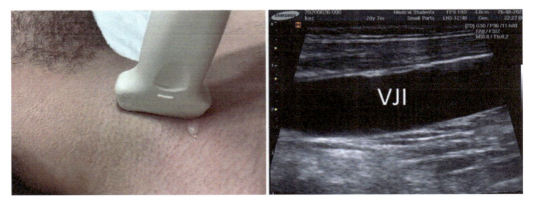

Figura 6.19 – Transdutor Linear posicionado lateralmente ao istmo da tireoide. B) Corte Longitudinal da VJI (Veia Jugular Interna) distendida após manobra Valsalva.

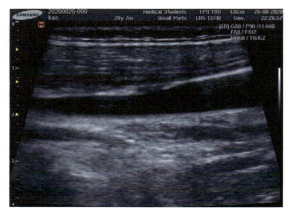

Figura 6.20 – Corte Longitudinal da VJI (Veia Jugular Interna) tendendo a colabamento após teste da compressibilidade.

Vídeo 1 – Anatomia Ultrassonográfica Cervical
http://www.editoradoseditoresonline.com.br/mod/page/view.php?id=540

Vídeo 2 – Teste Compressibilidade e Manobra de Valsalva
http://www.editoradoseditoresonline.com.br/mod/page/view.php?id=539

Vídeo 3 - Corte Transversal e Longitudinal Veia Jugular Interna
http://www.editoradoseditoresonline.com.br/mod/page/view.php?id=538

PASSO A PASSO PARA REALIZAÇÃO DE PUNÇÃO DA VEIA JUGULAR INTERNA GUIADA POR ULTRASSONOGRAFIA (ADAPTADO MANUAL ECOTIN AMIB – CURSO DE ECOGRAFIA EM TERAPIA INTENSIVA)

1. Escolher transdutor, posicionar o paciente, ajustar ganho, profundidade e identificar a anatomia ultrassonográfica dos vasos cervicais (veia jugular e carótida);
2. Realizar assepsia rigorosa da pele com clorexedina (segundo o protocolo adotado na unidade para punção venosa convencional);
3. Utilizar campos amplos e proteção estéreis (gorro, máscara, capote e luvas estéreis) para os dois operadores;
4. Após a colocação dos campos estéreis, o transdutor e o cabo deverão ser recobertos com invólucro plástico estéril;
5. O operador responsável pelo transdutor irá então realizar novamente a visualização e identificação dos vasos e deverá colocar o transdutor no sentido transversal ou longitudinal sobre o ponto onde a veia jugular estiver localizada o mais lateralmente possível da artéria carótida e posicionar a veia no meio do transdutor;
6. O operador responsável pela punção deve realizar a anestesia ao mesmo tempo em que já visualiza a penetração da agulha da anestesia na pele; em seguida, deve posicionar a agulha de punção no meio do sentido longitudinal do transdutor, formando um ângulo de aproximadamente 30° com a pele do paciente;
7. Após a anestesia, o operador acompanha a penetração da agulha na pele, tecido celular subcutâneo e no interior do vaso;
8. Em seguida, o operador deverá avançar o fio guia, cuja introdução será acompanhada pela ultrassonografia também. O operador deverá acompanhar a penetração do fio guia através da agulha no interior do vaso. Com o fio guia no interior do vaso, a agulha deverá ser retirada e o dilatador será então utilizado, sempre sob visualização ultrassonográfica;
9. Por fim, retira-se o dilatador e o cateter deverá ser então inserido, também sob visualização ultrassonográfica. Realiza – se então o Bubble Test[20-22].

Vídeo 4 – Punção Venosa em Veia Jugular Interna
http://www.editoradoseditoresonline.com.br/mod/page/view.php?id=537

Vídeo 5 – Punção Venosa em Veia Jugular Interna
http://www.editoradoseditoresonline.com.br/mod/page/view.php?id=536

Vídeo 6 – Punção Venosa em Veia Jugular Interna
http://www.editoradoseditoresonline.com.br/mod/page/view.php?id=535

Vídeo 7 - Bubble Test - Corte Subcostal 4 câmaras
http://www.editoradoseditoresonline.com.br/mod/page/view.php?id=534

ANATOMIA ULTRASSONOGRÁFICA VEIA SUBCLÁVIA – ACESSO VENOSO VEIA SUBCLÁVIA

Anatomicamente a punção infraclavicular guiada por US costuma ser realizada em sítio anatômico mais próximo ao úmero do que a técnica por reparos anatômicos externos. Normalmente se punciona a veia subclávia em sua porção infraclavicular que passa a se chamar veia axilar, após passar pela 1ª costela.

Inicialmente realiza – se varredura com o transdutor orientado transversalmente para identificação das estruturas a serem analisadas: veia subclávia, veia axilar, artéria axilar, plexo braquial, cúpula/linha pleural e arcos costais. Em seguida orienta – se o transdutor longitudinalmente até se observar a veia axilar em toda a sua extensão. Deve – se observar com clareza a linha pleural e seu lung slidind (deslizamento pleural). Quando possível, deveremos direcionar a agulha de punção para um dos arcos costais pois em caso de transfixação da parede posterior da veia, evitaríamos um possível pneumotórax. A partir desse momento, toda a técnica de punção por US segue o mesmo passo a passo da técnica de punção da veia jugular interna[15] (Figura 6.21 e 6.22).

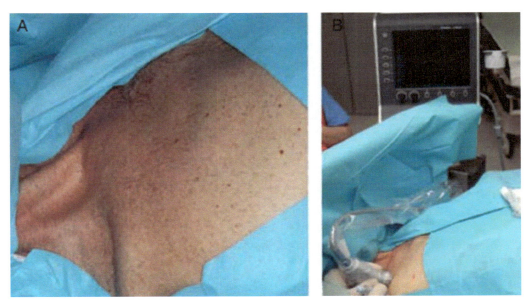

Figura 6.21 – Posicionamento do Paciente (A) e do Transdutor do US próximo à linha média da clavícula.
Fonte: O'Leary R et al. Ultrasound-guided infraclavicular axillary vein cannulation: a useful alternative to the internal jugular vein. Br J Anaesth. 2012 Nov;109(5):762-8.

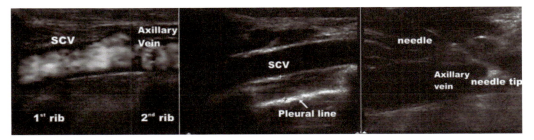

Figura 6.22 – Posicionamento do Paciente (A) e do Transdutor do US próximo à linha média da clavícula.
Fonte: Fragou M et al. D. Real-time ultrasound-guided subclavian vein cannulation versus the landmark method in critical care patients: a prospective randomized study. Crit Care Med. 2011 Jul;39(7):1607-12.

Na técnica supraclavicular, o transdutor é posicionado imediatamente e paralelo à clavícula, permitido fácil visualização. Em seguida, introduz – se a agulha conforme descrito na técnica infraclavicular.

Vídeo 8 – Anatomia Ultrassonográfica Região Infraclavicular
http://www.editoradoseditoresonline.com.br/mod/page/view.php?id=533

ANATOMIA ULTRASSONOGRÁFICA VEIA FEMURAL – ACESSO VENOSO VEIA FEMURAL

Quando não é possível fazer a punção da veia jugular interna ou da veia subclávia para obter acesso venoso central, seja por inviabilidade do vaso ou do local de punção, a veia femoral pode ser amplamente utilizada. Tradicionalmente, a punção de veia femoral é feita utilizando o ponto de pulsação máxima da artéria femoral no triângulo femoral, inferior ao ligamento inguinal com inserção da agulha medialmente a artéria. A veia femoral encontra-se localizada medialmente à artéria femoral. Inicialmente realiza – se varredura com o transdutor orientado transversalmente para identificação das estruturas a serem analisadas: veia femoral, artéria feumral e veia safena. Orienta – se o transdutor longitudinalmente até se observar a veia femoral em toda a sua extensão e sua junção com a veia safena magna. A partir desse momento, toda a técnica de punção por US segue o mesmo passo a passo da técnica de punção da veia jugular interna (Figura 6.23 a 6.26).

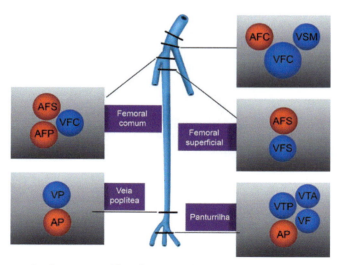

Figura 6.23 – Representação esquemática da anatomia vascular do Membro Inferior.
AFC = artéria femoral comum; AFS = artéria femoral superficial; AFP = artéria femoral profunda; AP = artéria poplítea; VFC = veia femoral comum; VFS = veia femoral superficial; VSM = veia safena magna; VP = veia poplítea; VTP = veia tibial posterior; VTA = veia tibial anterior.

Acesso Venoso Central Guiado por Ultrassonografia 109

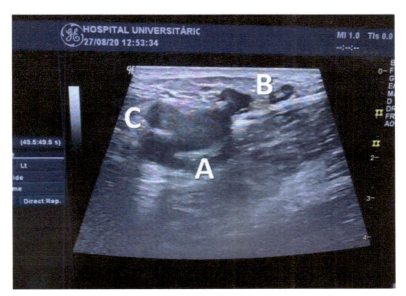

Figura 6.24 – Corte ultrassonográfico em Modo B no plano transversal. Demonstração da junção safeno-femoral com visualização da confluência da veia safena magna (B) com a veia femoral comum (A). Em (C), nota – se a artéria femural.
Fonte: Arquivos dos autores.

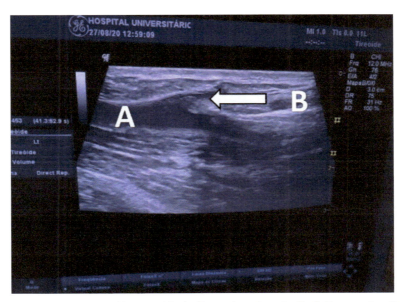

Figura 6.25 – Corte ultrassonográfico em Modo B no plano longitudinal. Demonstração da junção safeno-femoral com visualização da confluência da veia safena magna (B) com a veia femoral comum (A).
Fonte: Arquivos dos autores.

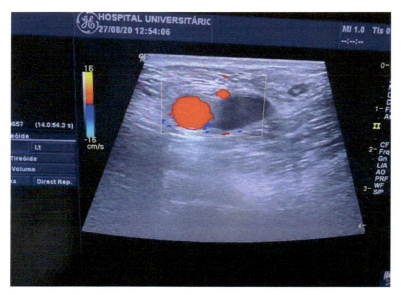

Figura 6.26 – Corte ultrassonográfico em Modo B no plano transversal. Artéria Femural Comum em vermelho ao US com Doppler.
Fonte: Arquivos dos autores.

Vídeo 9 - Anatomia Ultrassonográfica Artéria e Veia Femurais
http://www.editoradoseditoresonline.com.br/mod/page/view.php?id=532

Vídeo 10 - Anatomia Ultrassonográfica Artéria e Veia Femurais
http://www.editoradoseditoresonline.com.br/mod/page/view.php?id=545

Vídeo 11 – Anatomia Ultrassonográfica Artéria e Veia Femurais
http://www.editoradoseditoresonline.com.br/mod/page/view.php?id=543

Vídeo 12 – Punção Veia Femural
http://www.editoradoseditoresonline.com.br/mod/page/view.php?id=544

PARAMENTAÇÃO, COBERTURA TRANSDUTOR E FIXAÇÃO/ESTABILIZAÇÃO

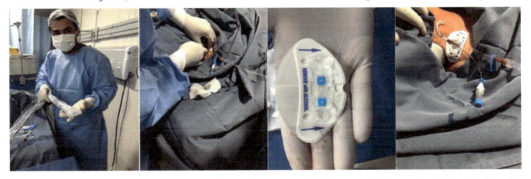

Figura 6.27 – Exemplos de paramentação, cobertura estéril do transdutor e fixação/estabilização com dispositivo apropriado.

CONSIDERAÇÕES FINAIS

O acesso vascular guiado por ultrassonografia em tempo real é o padrão – ouro que devemos utilizar em nossa prática diária nas tentativas de acesso vascular. O uso da US permite aumentar a taxa de sucesso e reduzir os riscos e complicações periprocedimento. Para iniciantes, a técnica dinâmica transversal seria a mais indicada, mas apresenta como desvantagem de não permitir em tempo real a visualização do trajeto do agulha por toda a sua extensão. Embora as técnicas longitudinal ou oblíqua requeiram um nível de expertise maior, elas são as técnicas mais efetivas. Atualmente as principais evidências estão relacionadas ao acesso vascular para veia jugular interna. A punção da veia subclávia (infra ou supraclavicular por US) ainda não é tão difundida no Brasil e a quantidade de estudos relacionados à punção da veia femural é bem menor quando comparado aos estudos em punção das veias jugular interna e veia femural.

REFERÊNCIAS

1. DEXHEIMER NETO, Felippe Leopoldo; TEIXEIRA, Cassiano; OLIVEIRA, Roselaine Pinheiro de. Acesso venoso central guiado por ultrassom: qual a evidência?. Rev. bras. ter. intensiva, São Paulo , v. 23, n. 2, p. 217-221, June 2011 . Available from <http://www.scielo.br/scielo.php?script=sci_arttext&pid=S0103-507X2011000200015&lng=en&nrm=iso>. access on 27 Sept. 2020. http://dx.doi.org/10.1590/S0103-507X2011000200015.
2. Agency for Healthcare Research and Quality. Making health care safer: a critical analysis of patient safety practices. 2001.[cited 2010 Sep 21]. Available at: http://www.ahrq.gov/clinic/ptsafety/
3. National Institute for Clinical Excellence. Guidance on the use of ultrasound locating devices for placing central venous catheters. London: NICE, 2002. [NICE Technology Appraisal No 49]
4. Rothschild JM. Ultrasound guidance of central vein catheterization. In: On Making Health Care Safer: A Critical Analysis of Patient Safety Practices. Rockville, MD: AHRQ Publications; 2001; Chapter 21: 245–255. Available at: http://www.ahrq.gov/clinic/ptsafety/chap21.htm
5. Calvert N, Hind D, McWilliams RG, Thomas SM, Beverley C, Davidson A. The effectiveness and cost-effectiveness of ultrasound locating devices for central venous access: a systematic review and economic evaluation. Health Technol Assess. 2003;7(12):1-84. doi: 10.3310/hta7120. PMID: 12709290
6. Hind D, Calvert N, McWilliams R, Davidson A, Paisley S, Beverley C, Thomas S. Ultrasonic locating devices for central venous cannulation: meta-analysis. BMJ. 2003 Aug 16;327(7411):361. doi: 10.1136/bmj.327.7411.361. PMID: 12919984; PMCID: PMC175809
7. NORITOMI, Danilo Teixeira; ZIGAIB, Rogério; RANZANI, Otavio T. and TEICH, Vanessa. Avaliação de custo-efetividade da passagem de cateter venoso central guiada por ultrassonografia comparada com a técnica convencional sob perspectiva da fonte pagadora. Rev. bras. ter. intensiva [online]. 2016, vol.28, n.1 [cited 2020-09-29], pp.62-69. Available from:
8. <http://www.scielo.br/scielo.php?script=sci_arttext&pid=S0103-507X2016000100062&lng=en&nrm=iso>. ISSN 1982-4335. http://dx.doi.org/10.5935/0103-507X.20160014.
9. Brass P, Hellmich M, Kolodziej L, Schick G, Smith AF. Ultrasound guidance versus anatomical landmarks for internal jugular vein catheterization. Cochrane Database Syst Rev. 2015 Jan 9;1(1):CD006962. doi: 10.1002/14651858.CD006962.pub2. PMID: 25575244; PMCID: PMC6517109.
10. Brass P, Hellmich M, Kolodziej L, Schick G, Smith AF. Ultrasound guidance versus anatomical landmarks for subclavian or femoral vein catheterization. Cochrane Database Syst Rev. 2015 Jan 9;1(1):CD011447. doi: 10.1002/14651858.CD011447. PMID: 25575245; PMCID: PMC6516998.
11. Fragou M, Gravvanis A, Dimitriou V, Papalois A, Kouraklis G, Karabinis A, Saranteas T, Poularas J, Papanikolaou J, Davlouros P, Labropoulos N, Karakitsos D. Real-time ultrasound-guided subclavian vein cannulation versus the landmark method in critical care patients: a prospective randomized study. Crit Care Med. 2011 Jul;39(7):1607-12. doi: 10.1097/CCM.0b013e318218a1ae. PMID: 21494105.
12. O'Leary R, Ahmed SM, McLure H, Oram J, Mallick A, Bhambra B, Bodenham AR. Ultrasound-guided infraclavicular axillary vein cannulation: a useful alternative to the internal jugular

vein. Br J Anaesth. 2012 Nov;109(5):762-8. doi: 10.1093/bja/aes262. Epub 2012 Aug 23. PMID: 22923635.
13. Seleznova Y, Brass P, Hellmich M, Stock S, Müller D. Cost-effectiveness-analysis of ultrasound guidance for central venous catheterization compared with landmark method: a decision-analytic model. BMC Anesthesiol. 2019 Apr 9;19(1):51. doi: 10.1186/s12871-019-0719-5. PMID: 30967124; PMCID: PMC6456944.
14. FLATO, Uri Adrian Prync; PETISCO, Gustavo Mascari; SANTOS, Fernanda Bezerra dos. Punção venosa guiada por ultra-som em unidade de terapia intensiva. Rev. bras. ter. intensiva, São Paulo , v. 21, n. 2, p. 190-196, June 2009 . Available from <http://www.scielo.br/scielo.php?script=sci_arttext&pid=S0103-507X2009000200012&lng=en&nrm=iso>.access on 08 Oct. 2020. http://dx.doi.org/10.1590/S0103
15. Manual ECOTIN da AMIB – Associação Medicina Intensiva Brasileira
16. Assuncão MSC, Barros DS, Bravim BA. Ecografia em Terapia Intensiva e na Medicina de Urgência 1 ed. Rio de Janeiro : Atheneu, 2019
17. Safety Committee of Japanese Society of Anesthesiologists. Practical guide for safe central venous catheterization and management 2017. J Anesth. 2020 Apr;34(2):167-186. doi: 10.1007/s00540-019-02702-9. Epub 2019 Nov 30. PMID: 31786676; PMCID: PMC7223734.
18. Takeshita J, Nishiyama K, Fukumoto A, Shime N. Combined Approach Versus 2 Conventional Approaches in Ultrasound-Guided Central Venous Catheterization: A Randomized Controlled Trial. J Cardiothorac Vasc Anesth. 2019 Nov;33(11):2979-2984. doi: 10.1053/j.jvca.2019.03.051. Epub 2019 Mar 28. PMID: 31076307.
19. Batllori M, Urra M, Uriarte E, Romero C, Pueyo J, López-Olaondo L, Cambra K, Ibáñez B. Randomized comparison of three transducer orientation approaches for ultrasound guided internal jugular venous cannulation. Br J Anaesth. 2016 Mar;116(3):370-6. doi: 10.1093/bja/aev399. Epub 2015 Dec 24. PMID: 26705350.
20. MATIAS, Francisco; SEMEDO, Edgar; CARREIRA, Cláudia and PEREIRA, Paula. Cateterização venosa central guiada por ultrassom - abordagem "Syringe-Free". Rev. Bras. Anestesiol. [online]. 2017, vol.67, n.3 [cited 2020-10-08], pp.314-317. Available from: <http://www.scielo.br/scielo.php?script=sci_arttext&pid=S0034-70942017000300314&lng=en&nrm=iso>. ISSN 1806-907X. https://doi.org/10.1016/j.bjane.2014.09.011.
21. Wilson SP, Assaf S, Lahham S, Subeh M, Chiem A, Anderson C, Shwe S, Nguyen R, Fox JC. Simplified point-of-care ultrasound protocol to confirm central venous catheter placement: A prospective study. World J Emerg Med. 2017;8(1):25-28. doi: 10.5847/wjem.j.1920-8642.2017.01.004. PMID: 28123616; PMCID: PMC5263031.
22. Baviskar AS, Khatib KI, Bhoi S, Galwankar SC, Dongare HC. Confirmation of endovenous placement of central catheter using the ultrasonographic "bubble test". Indian J Crit Care Med. 2015 Jan;19(1):38-41. doi: 10.4103/0972-5229.148642. PMID: 25624649; PMCID: PMC4296410
23. Duran-Gehring PE, Guirgis FW, McKee KC, Goggans S, Tran H, Kalynych CJ, Wears RL. The bubble study: ultrasound confirmation of central venous catheter placement. Am J Emerg Med. 2015 Mar;33(3):315-9. doi: 10.1016/j.ajem.2014.10.010. Epub 2014 Oct 13. PMID: 25550065.

7 Particularidades no Acesso Vascular em Pediatria

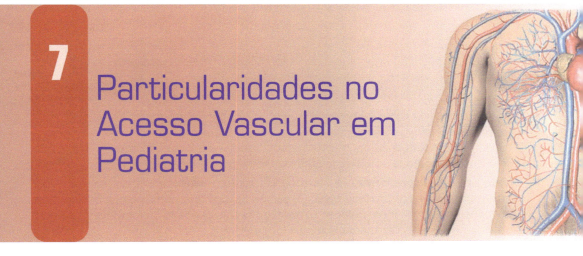

Juang Horng Jyh
Jaqueline Tonelotto

INTRODUÇÃO

O acesso venoso central (AVC) apresenta certas particularidades na população pediátrica, uma vez que cuida desde os bebês até os adolescentes com 17 anos e 11 meses e 29 dias, sendo que as diferenças mais marcantes estão relacionadas aos lactentes.

O conhecimento das estruturas e planos anatômicos de cada local indicado é fundamental para o sucesso do procedimento, bem como na prevenção de eventos adversos.

Os objetivos da obtenção de AVC:
1- Administração de grandes volumes;
2- Monitoração de pressão venosa central (PVC);
3- Infusão de drogas vasoativas;
4- Nutrição parenteral.

Em pediatria, muitas vezes a criança já chega em estado crítico, apresentando má perfusão e hipovolemia, necessitando de uma via de acesso urgente para a infusão de volumes, hemoderivados e medicamentos. Nessa situação, principalmente na faixa etária de lactentes, pode se recorrer ao uso de acessos Intraósseos (IO) que hoje em dia está muito facilitado pela disponibilidade dos dispositivos automáticos.

ACESSO INTRAÓSSEO

O acesso IO, apesar de subutilizada, ganhou popularidade em situações onde o acesso intravenoso é difícil ou em situações críticas emergenciais. É um acesso eficaz, pois o plexo venoso dos ossos longos drena para a circulação central, em uma taxa comparável à do acesso venoso central. Entretanto, devido à pressão intrínseca do espaço

IO, as infusões geralmente não fluem de modo eficaz com apenas a gravidade e precisam ser administradas sob pressão.

Além de ficar disponível para infusão de medicamentos e de fluidos, o aspirado de medula óssea permite que se faça análise do pH venoso, sódio, potássio, glicose, tipagem sanguínea e hemocultura.

Diferentemente das crianças maiores e dos adultos, os locais de acesso IO em lactente são restritos apenas aos 3 seguintes locais:

1- **Tíbia proximal (preferida)** ➜ Na superfície ântero-medial da tíbia proximal, 1 a 2 cm da distal da tuberosidade tibial. Devemos ter cuidado com a placa epifisária de crescimento. Lembrar em colocar um coxim por trás do joelho para apoiar e oferecer maior firmeza para o procedimento.
2- **Tíbia distal** ➜ Na superfície medial da tíbia, próximo ao maléolo medial.
3- **Fêmur distal** ➜ Na superfície anterior, 2 a 3 cm acima do côndilo lateral.

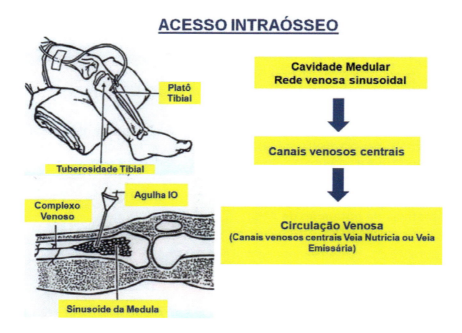

A técnica de colocação da agulha IO, não importando o tipo de dispositivo utilizado, pressupõe que a inserção da agulha sempre deve ser feita a 90º em relação à superfície a ser aplicada, após assepsia e analgesia local. Lembrar em não transfixar o osso; alguns dispositivos já trazem regulações de profundidade de penetração para faixa etária.

Fazer a aspiração com a seringa acoplada na agulha, após a sua inserção, para a confirmação do posicionamento correto da agulha. Deve se fazer um "flush" de solução salina (até 10 ml) para lavar a agulha após a infusão de cada medicamento. É fundamental que seja frequentemente reavaliado para casos de extravazamento de líquidos e medicamentos.

DISPOSITIVOS IO DISPONÍVEIS

1- **Trocater (Agulha) IO** ➔ Uso limitado aos lactentes e crianças menores, sendo o mais facilmente de ser encontrado, por ser simples e barato, mas exige força e maior traquejo do usuário para uma aplicação de sucesso.

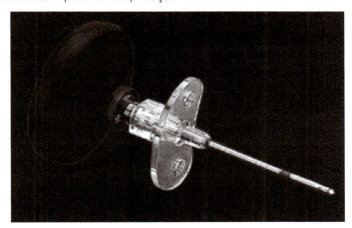

2- **Dispositivo automático por pressão IO (BIG – Bone Injection Gun)** ➔ Apresenta cores: **azul**, para adultos (penetra 2,5 cm); **vermelho**, para crianças (penetra de 0,5 a 1,5 cm, conforme a regulagem por peso ou faixa etária pediátrica) e **verde**, para uso por veterinário. Deve-se segurar o corpo do dispositivo firme em uma das mãos, a 90° e com a outra mão, destrava a trava de segurança e apertando, empurrando firmemente com a palma da mão até ouvir o "click" em que é implantado o trocater e a agulha; em seguida, deve ser retirado o trocater, fazer a aspiração da medula para confirmar o posicionamento e fixando a agulha em segurança.

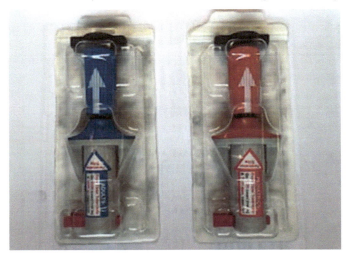

3- **Dispositivo Elétrico IO (EZ IO drill)** ➔ Dispositivo elétrico, parecido como "furadeira", constituído por um driver e um conjunto de agulhas que varia para o peso do paciente: 3 a 39 Kg, a partir de 40 Kg e uma grande para pacientes obesos, com excesso de tecido subcutâneo. O dispositivo é usado em bloco, ajustado na máxima velocidade de rotação da broca, avançar até encontrar uma redução súbita da resistência; quando deve ser retirado o estilete, desenrosqueando-o em sentido anti-horário, sendo que a outra mão deve estar segurando o "rub" da agulha, estabilizando-o. Fazer a aspiração para confirmar a adequação do posicionamento.

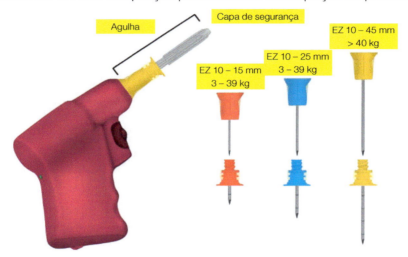

COMPLICAÇÕES DO ACESSO IO

Complicação mais frequente é o extravazamento, mais devido ao mal posicionamento da agulha. O extravazamento não detectado pode levar ao desenvolvimento de síndrome compartimental. O risco de osteomielite é maior quando a inserção de agulha é realizada em locais com feridas ou queimaduras, ou a duração da inserção da agulha por tempo maior do que 24h. Existem relatos de fraturas tibial em crianças e também nesta faixa etária pode ocorrer risco de lesão epifisária se a agulha for inserida equivocadamente sobre a placa de crescimento. Apesar de ser muito pequeno o risco, pode ocorrer embolia de medula óssea.

ACESSO VENOSO CENTRAL EM LACTENTES

Ter um acesso venoso central (AVC), como já falamos no início, é uma condição fundamental na assistência ao paciente crítico. Entretanto, é um procedimento que deve ser realizado com conhecimento e habilidade, principalmente em se tratando de crianças pequenas e lactentes, que apresentam particularidades anatômicas, por apresentar cabeça proporcionalmente bem maior o que no adulto, pescoço curto e estruturas mais delicadas, maleáveis por estar em fase de crescimento ainda. Assim a hiperdistensão de qualquer parte do corpo pode fazer com que estreite a luz das vias aéreas. bem como dos vasos sanguíneos, dificultando a passagem de cânulas e cateteres venosos.

Os locais conhecidos para se obter o AVC são:

a) **Jugular Interna**, sendo a **via jugular média (também conhecida como central)** ➔ é a via de melhor acesso e mais segura para as crianças. O local de punção se baseia na localização de um triângulo formado pelos ramos musculares (esternal e clavicular) do esternocleidomastoideo com a clavícula (Triângulo de Sedillot), sendo puncionado um pouco atrás (posterior) do ápice desse triângulo, com a agulha em 30 a 45° ao plano (Técnica de Seldinger), direcionando para o mamilo ipsilateral. O paciente deve ser posicionado em decúbito dorsal horizontal com a cabeça para baixo a 30°, em posição de Trendelenburg; uma vez que a cabeça do lactente é maior em relação ao tronco, colocar um coxim abaixo das escápulas e deixar a cabeça levemente estendida e rodada para lado oposto ao da punção.

b) **Femoral** ➔ é a via preferencial no caso de parada cardiorrespiratória, pois não haverá a necessidade de se interromper as manobras de reanimação. O local de punção é baseada na localização do pulso da artéria femoral, 2 cm abaixo do ligamento inguinal; as vezes é possível sentir uma depressão nesse local, que é a entrada da veia safena magna. Assim, deve-se puncionar medial e imediatamente ao término do pulso (nunca em cima dele) com a agulha em 30 a 45°, em sentido ao umbigo. Nessa via, o ideal é puncionar com o paciente em discreto proclive e com o membro inferior e o pé em abdução para expor mais adequadamente o local.

c) **Subclávia** ➔ deve ser utlizada quando já se tentou as outras vias, por oferecer maior risco de pneumotórax ou mesmo hemotórax, principalmente aos pacientes com distúrbios de coagulação e os que estão em ventilação pulmonar mecânica (VPM) com altas pressões. A criança sedada é colocada em decúbito dorsal horizontal com a cabeça em posição mediana inclinada para baixo a 30° (Trendelenburg) e o pescoço levemente estendido. O ponto de punção e inserção do cateter é na junção do terço médio com o terço medial da clavícula. Após a anestesia local, insere-se a agulha com ângulo de 30° em relação à pele até a passagem sob a clavícula, quando é reinclinada para 15° e direcionada para a fúrcula esternal. A técnica utilizada é a de Seldinger, descrita abaixo.

Partindo do princípio Hipocrático de que em primeiro lugar, não devemos acarretar nenhum malefício ao paciente, devemos escolher o local de punção que seja o mais seguro para o paciente, ou seja, que lhe acarreta o menor risco de sofrer eventos adversos. Assim, os locais mais indicados são a via jugular interna média e a via femoral, pois no caso de haver acidente de punção arterial poderá ser comprimido e evitar hemorragias que podem ser até fatais, principalmente naqueles que apresentam alterações de coagulação.

No caso de acessos pela jugular interna, devemos escolher primeiramente o lado direito, pelas seguintes razões:

1) A anatomia dos vasos sanguíneos é mais retilínea para a veia cava superior, evitando falsos trajetos;
2) A cúpula pulmonar esquerda é mais alta que a da direita, havendo maior risco para pneumotórax;
3) O ducto torácico fica no lado esquerdo do tórax, cuja sua lesão acarreta o chamado quilotórax e traz aumento de morbidade e mesmo, mortalidade.

Mesmo sendo a punção na veia femoral, devemos optar primeiramente pelo lado direito, uma vez que a anatomia do trajeto dos vasos, também são mais retilíneos, pois a cava inferior está localizada à direita.

No entanto, em se tratando de crianças pequenas, temos que ter cuidado, quando tratar-se de "situs inversus totalis" (abaixo), neste caso a cateterização da veia jugular ou mesmo a veia subclávia, aqui devem ser feitas preferencialmente pelo lado esquerdo.

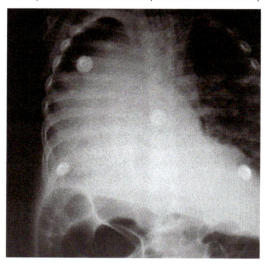

TÉCNICA DE SELDINGER
"Sabe-se que quanto maior o número de punções do profissional, menor a possibilidade de complicações". Seldinger

Material

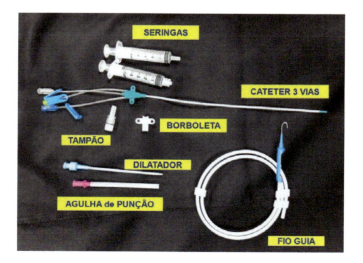

Exemplo: punção jugular interna

Lembrar que a criança deve estar sedada e com os membros imobilizados, para evitar reações durante o procedimento. A cabeça é maior e mais redonda, o que pode fazer com que dobre o pescoço e o rebaixamento do queixo, o que não só dificulta a passagem de ar, como também dificulta a exposição da área para o acesso venoso central, por isso a necessidade do coxim sob as escápulas, para poder retificar as estruturas.

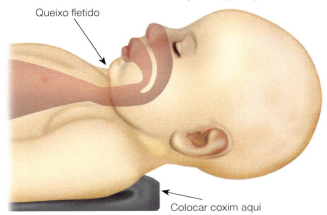

O pescoço é anatomicamente mais curto e as estruturas são bastante delicadas, razão pela qual se recomenda fazer pausa na pressão positiva no momento da introdução da agulha.

De modo geral, o procedimento é realizado com as seguintes etapas:
1- Conferir todo o material necessário para o procedimento;
2- Fazer o posicionamento adequado da criança, em Trendelenburg (cabeceira a 30º), cabeça voltado para o lado oposto e colocação de um coxim subescapular;
3- Preparar, conferir e organizar todo o material para o procedimento;
4- Analisar anatomicamente a localização da veia e o local da punção;
5- Usar o EPI, incluindo avental longo, gorro, máscara, óculos de proteção e luvas estéreis;
6- Fazer a limpeza da pele com solução antisséptica (clorexidina alcoólica a 2%);
7- Colocar os campos estéreis;
8- Medir a altura do cateter a ser introduzido, baseando que a sua ponta deve ficar na altura entre os mamilos ou entre 4º e 5º espaço intercostal, na área esternal;
9- Preencher as vias do cateter com soro fisiológico, deixando apenas a via distal desclampeada e as demais vias devem ficar fechadas;
10- Fazer a infiltração da pele com anestésico local (lidocaína a 2%) no local de punção;
11- Puncionar com agulha acoplada a seringa de bico, em ângulo de 30 a 45º com o plano da pele, um pouco acima do triângulo de Sedillot, em direção ao lado medial do mamilo ipsilateral;

12- Introduzir a agulha com o bizel voltado para cima, sendo com uma das mãos segurando a agulha e a outra, a seringa, fazendo leves sucções contínuas, até aparecer o sangue, e quando estiver vindo com bom fluxo, parar a progressão da agulha;
13- Retirar com cuidado a seringa, sem movimentar a agulha;
14- Introduzir o fio guia, por dentro da agulha, até que esteja uns 20 a 25 cm dentro (segunda marca do fio guia);
15- Retira-se a agulha, deixando o fio guia;
16- Passar o dilatador (trocater) para fazer a dilatação do trajeto (pele e subcutâneo) não se deve introduzir muito, pois pode lesar o endotélio;
17- Retirar o dilatador e introduzir o cateter, avançando-o até a marca da altura medida previamente;
18- Conforme introduzindo o cateter, vai se retirando o fio guia. Imediatamente após a saída total do fio guia, deve ser conectado o equipo com o soro, previamente preparado e em seguida, testar o fluxo do soro pelo cateter e o refluxo do sangue pelo equipo;
19- Fazer a fixação do cateter na pele com o fio mononylon 3,0 e curativo;
20- Fazer a confirmação da localização do cateter pelo raio X de tórax, quando a ponta do cateter deve estar na veia cava superior, antes da entrada do átrio direito. Também se deve fazer a averiguação para algum possível evento adverso do procedimento (como pneumotórax e falso trajeto).

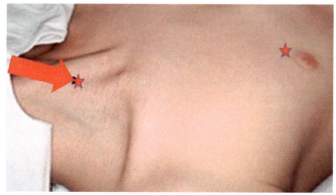

Introdução da agulha: 30 a 45°

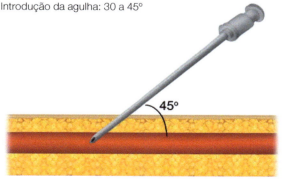

REFERÊNCIAS

1. Goldstein B, Doody D, Briggs S. Emergency intraosseous infusion in severely burned children. Pediatr Emer Care. 1990; 6:195-7.
2. Orlowski JP, Porembka DT, Gallagher JM, Lockrem JD, Van Lente F. Comparison study of intraoseous, central intravenous and peripheral intravenous infusion of emergency drugs. Am J Dis Child. 1990; 144:112-7.
3. Evans RJ, Jewkes F, Owen G, McCabe M, Palmer D. Intraosseous infusion – a technique available for intravascular administration of drugs and fluids in the child with burns. Burns. 1995; 21(7):552-3.
4. Carlotti APCP. Acesso vascular. Medicina (Ribeirão Preto) 2012;45(2): 208-14.

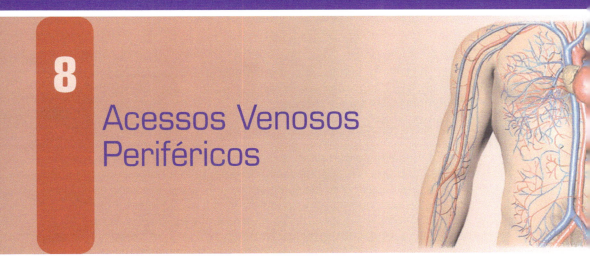

8. Acessos Venosos Periféricos

Arthur Paz Oliveira Moura
Guilherme Aragão Bringel
Joseane Arruda Ribeiro
Monique da Silva Portela
Kaile de Araujo Cunha

INTRODUÇÃO

Os cateteres venosos são recursos tecnológicos utilizados no cuidado de pessoas que necessitam de terapêutica medicamentosa intravenosa para o tratamento de diversas patologias, em diferentes contextos, sendo o cateter venoso periférico (CVP) um dos mais utilizados. Ele viabiliza a administração de soluções e/ou medicamentos, nutrição parenteral, hemoderivados e a coleta de sangue para fins diagnósticos. Todavia, as evidências apontam incidências elevadas de complicações locais com o CVP após sua inserção, principalmente flebite e infiltração, além de fatores de risco associados, como os medicamentos irritantes.

Venopunção periférica geralmente é executada pelos profissionais de enfermagem. Pré-requisitos para execução desse procedimento envolvem conhecimentos oriundos da anatomia, fisiologia, microbiologia, farmacologia, psicologia e destreza manual. Logo, o conhecimento técnico e científico dos dispositivos utilizados para a punção venosa é imprescindível, passando sempre por evoluções e adaptações.

As vias de acesso preferenciais são as veias dos membros superiores por acomodar cateteres mais calibrosos, como exemplo: veia cefálica, veia basílica, veias medianas do antebraço e cotovelo, veias do dorso da mão. Também podem ser utilizadas algumas veias dos membros inferiores como a veia safena magna e parva. Focaremos principalmente nos sistema venoso dos membros superiores.

ANATOMIA DO SISTEMA VENOSO DOS MEMBROS SUPERIORES

As veias dos membros superiores dividem-se em superficiais e profundas. As veias superficiais nascem logo abaixo do tegumento entre os estratos superficial e profundo da tela subcutânea. As veias profundas acompanham as artérias recebendo os mesmos nomes destas últimas. As paredes das veias superficiais são mais espessas por estarem mais expostas a compressões e traumatismos.

As grandes veias superficiais são: cefálica, basílica, mediana do antebraço e dorsais dos dedos.

A veia cefálica começa na porção da rede radial da rede venosa dorsal da mão e se dirige proximalmente, contornando a parte radial do antebraço, onde recebe tributárias das faces dorsal e ventral. Distalmente faz anastomose com a veia mediana do cotovelo. Continua proximalmente ao longo da parte lateral da fossa, no sulco entre os músculos braquirradial e bíceps braquial. Cruza o nervo musculocutâneo e se dirige pelo sulco ao longo da borda lateral do bíceps braquial. No terço proximal do braço passa entre os músculos peitoral maior e deltóide, onde está acompanhada pelo ramo deltóideo da artéria toracoacromial. No espaço triangular, entre as origens desses dois músculos, na clavícula (triângulo de Mohrenheim), dirige-se profundamente ao peitoral maior e, logo acima do peitoral menor, atravessa a fáscia clavipeitoral; cruzando a artéria axilar, terminando na veia axilar, abaixo da clavícula. Algumas vezes comunica-se com a veia jugular externa por um ramo que sobe acima da clavícula.

A veia basílica tem início na parte ulnar da rede venosa dorsal. Corre proximalmente na superfície posterior do lado ulnar do antebraço indo para a face anterior, distalmente ao cotovelo, juntando-se à veia mediana do cotovelo. Sobe no sulco entre os músculos bíceps braquial e pronador redondo, passando pela artéria braquial, da qual está separada pela aponeurose bicipital. Daí segue proximalmente pela borda medial do bíceps braquial, atravessando a fáscia braquial um pouco distal ao meio do braço e, subindo medialmente à artéria braquial pela borda distal do músculo redondo maior, unindo-se à braquial para formar a veia axilar.

A veia mediana do antebraço drena o plexo venoso da face palmar da mão. Sobe ao longo da parte ulnar da face anterior do antebraço tributando na veia mediana do cotovelo; divide-se comumente em dois vasos: um que se junta à basílica e outro que se une a cefálica, distalmente ao cotovelo, possui ampla anastomose com as veias profundas.

As veias proximais do antebraço são as mais utilizadas nas punções venosas. Ocorrem amplas anastomoses entre veias superficiais e destas com veias profundas, fixando a veia superficial e impedindo seu afastamento da ponta da agulha.

As veias digitais dorsais percorrem os quirodáctilos e se anastomosam por meio de ramos comunicantes oblíquos. Os ramos dos lados adjacentes dos quirodáctilos unem-se para formar três veias metacárpicas dorsais, que tributam na rede venosa do dorso da mão. A parte radial da rede é drenada pela veia digital dorsal do lado radial do 2° quirodáctilo e por veias digitais dorsais do 1° quirodáctilo, prolongando-se proximalmente como veia cefálica. A parte ulnar da rede venosa recebe a veia digital do dorso do lado ulnar do 5° quirodáctilo e prossegue como veia basílica. Uma veia anastomótica faz frequentemente uma ligação suplementar com a veia cefálica ou basílica do antebraço.

As veias profundas seguem o curso das artérias, geralmente aos pares, situando-se a cada lado da artéria correspondente, conectadas através de anastomoses transversas.

As veias digitais palmares comuns, formadas pela anastomose das veias digitais palmares próprias tributam no arco venoso superficial e as veias metarcápicas palmares o fazem no arco venoso palmar profundo. As veias metacárpicas dorsais recebem ramos perfurantes das veias metarcápicas palmares e drenam nas veias radiais e superficiais do dorso do pulso.

As principais veias profundas do membro superior são ulnares, braquiais e axilares.

As veias ulnares recebem tributárias dos arcos venosos palmares profundos e fazem anastomoses com as veias no pulso; próximo ao cotovelo recebem as veias interósseas palmar e dorsal originando grandes ramos comunicantes para a veia mediana cotovelo.

As veias braquiais localizam-se ao lado de cada artéria braquial e recebem tributárias correspondentes aos ramos deste vaso; terminam na veia axilar, próximo à borda distal do músculo subescapular; a veia medial frequentemente drena na veia basílica que, na sua porção próxima restante, parece ser uma das satélite das braquiais.

A veia axilar origina-se na junção da veia basílica com as braquiais, perto da borda distal do músculo redondo maior, e continua na borda externa da primeira costela como veia subclávia. Além das tributárias que correspondem aos ramos da artéria axilar, recebe, próximo à veia cefálica uma veia satélite braquial adicional mais profunda. Localiza-se medialmente à artéria, cobrindo-a parcialmente. Entre os dois vasos estão o fascículo medial do plexo braquial e os nervos mediano, ulnar e peitoral.

A veia subclávia, continuação da axilar, vai da borda lateral da primeira costela à extremidade esternal da clavícula, onde se une à veia jugular interna formando a veia braquiocefálica. Relaciona-se ventralmente com a clavícula, e dorsal e cranialmente com a artéria subclávia, da qual está separada pelo músculo escaleno anterior e nervo frênico. Caudamente repousa em uma depressão da primeira costela sobre a pleura. As veias subclávia recebem a veia jugular anterior, enquanto que a veia subclávia esquerda recebe o duto torácico no ângulo que forma com a jugular interna ipsilateral.

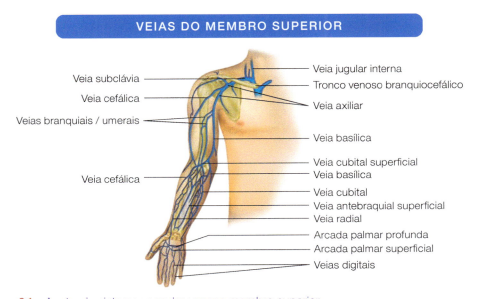

Figura 8.1 – Anatomia sistema vascular venoso membro superior.

TIPOS DE CATETERES PERIFÉRICOS

Os dispositivos endovenosos são materiais cilíndricos, canulados e perfurantes destinados a viabilizar a infusão de soluções líquidas, na direção exterior ou interior de vasos sanguíneos.

a) Cateter agulhado ou do tipo "butterfly" ou escalpe. Normalmente são pouco calibrosos e não devem ser usados para reposição volêmica. Apresenta numeração ímpar inversamente proporcional ao calibre da agulha. Quanto maior o número do cateter menor será o calibre da agulha

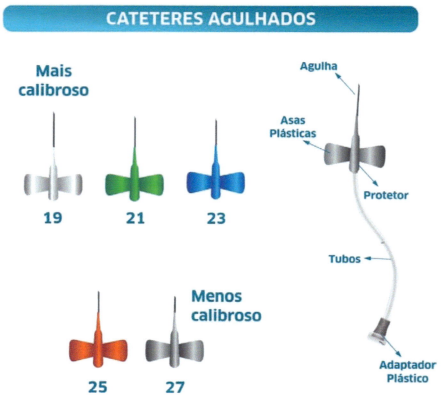

Figura 8.2 – Cateter agulhado.

b) Cateteres flexíveis do tipo Abocath/Jelco ou Cateter sobre agulha ou Cateter intravenoso periférico com dispositivo passivo de segurança: Sua numeração é par. Quanto menor a numeração, mais calibroso é seu diâmetro. Devem ser usados preferencialmente quando há necessidade de reposição volêmica vigorosa, notadamente com vasos mais calibrosos. O cateter veste uma agulha de menor calibre e mais longa. Devem ser substituídos conforme protocolo institucional (em torno de 72 h a 96 h) (Figura 3A a 3D).

Acessos Venosos Periféricos **129**

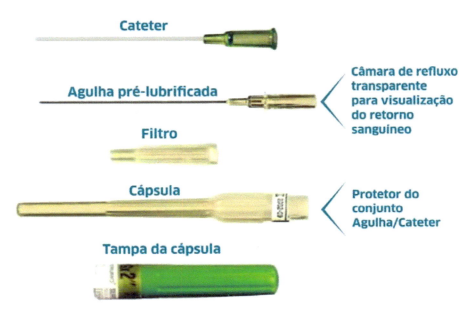

Figura 8.3A – Componentes cateter sobre agulha.

Produto	Tamanho	Cateter Comp./inch	Cateter G/mm	Vazão ml/min	Códigos Introcan® Safety™
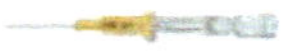	24G	3/4	0.7 x 19	22	4251601-04
	24G Neo	1/2	0.7 x 14	26	4251607-04
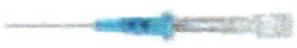	22G	1	0.9 x 25	35	4251628-04
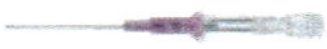	20G	1 1/4	1.1 x 32	60	4251644-04
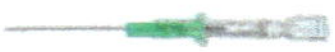	18G	1 3/4	1.3 x 45	100	4251679-04
	18G Curto	1 1/4	1.3 x 32	105	4251687-04
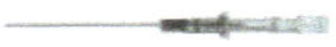	16G	2	1.7 x 50	210	4251695-04
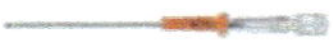	14G	2	2.2 x 50	345	4251717-04

Figura 8.3B – Tamanhos variados e velocidade infusão.
Fonte: Bbraun.com.br.

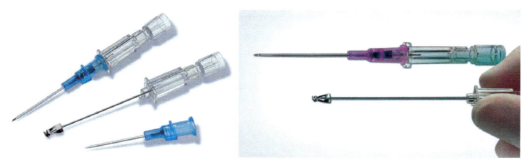

Figura 8.3C – Cateter com dispositivos passivo de segurança.
Fonte: Bbraun.com.br.

c) Existem também os Cateteres Centrais de Inserção Periférica. São dispositivos endovenosos introduzidos através de uma veia superficial ou profunda da extremidade superior ou inferior até o terço distal da veia cava superior ou proximal da veia cava inferior. Eles apresentam mais segurança para infusão de antibióticos e fluidos irritantes aos vasos em comparação ao cateter flexível, com baixo risco de infecção e um melhor custo benefício comparado ao Cateter Venoso Central.

INDICAÇÕES

A decisão de punção venosa depende de circunstâncias clínicas. Acesso venoso periférico é geralmente preferível para curtos períodos quando não há necessidade de acesso venoso central. Acesso venoso periférico é mais seguro, barato e menos doloroso do que acesso venoso central. Em caso de pacientes em uso de anticoagulantes, a punção venosa periférica deve ser seguida de imediata compressão local e complicações relacionadas a hematoma são menores e menos frequentes do que as relacionadas a uso de acesso venoso central.

Fatores associados com dificuldade de punção venosa periférica são idade, obesidade, desnutrição, estado clínico atual do paciente, falência de rede venosa periférica e até mesmo inexperiência do profissional. Diante da dificuldade antecipada de obtenção de acesso venoso periférico, abordagens alternativas são cateter intraósseo, punção venosa periférica guiada por ultrassom, acesso venoso central e/ou cateter venoso central de inserção periférica (PICC). Avaliando todo contexto do paciente e seu plano terapêutico, hoje temos ferramentas que norteiam a escolha de um dispositivo vascular apropriado para cada indicação. The Michigan Appropriateness Guide for Intravenous Catheters (MAGIC) é uma ferramenta líder mundial baseada em evidências.

Baseado nas recomendações internacionais como o INS (Infusion Nurses Society) existem alguns critérios de prática:

Cateteres periféricos curtos

A. Escolher um cateter periférico curto da seguinte forma:

1. Considerar as características do infusato (por exemplo, irritante, vesicante, osmolaridade) em conjunto com a duração prevista da terapia infusional (por exemplo, menos de 6 dias) e a disponibilidade de locais para acesso vascular periférico.

2. Usar tecnologia de visualização vascular (por exemplo, ultrassom, luz quase infravermelha) para aumentar o sucesso para pacientes com acesso venoso difícil.
3. Não usar cateteres periféricos para terapia contínua com solução vesicante, nutrição parenteral ou infusatos com osmolaridade superior a 900 mOsm/L.

B. Selecionar o cateter periférico com o menor diâmetro que acomodará a terapia prescrita e a necessidade do paciente:
1. Considerar um cateter com calibre 20 a 24 para a maioria das terapias infusionais. Cateteres periféricos com calibre superior a 20 têm mais probabilidade de causar flebite.
2. Considerar um cateter com calibre 22 a 24 para recém-nascidos, pacientes pediátricos e idosos para reduzir traumas relacionados à inserção.
3. Considerar um cateter de tamanho maior (calibre 16 a 20) quando a reposição rápida de fluidos for necessária, como com pacientes com trauma, ou um cateter fenestrado para um estudo radiográfico com base em contraste.
4. Usar um cateter de calibre 20 a 24, com base no tamanho da veia, para transfusão sanguínea: quando transfusão rápida for necessária, um cateter de tamanho maior é recomendado (consulte o Padrão 62, Terapia de transfusão).
5. Usar dispositivos com aletas de aço somente para administração de dose única. O dispositivo não é deixado no lugar.

CARACTERÍSTICAS DO CATETER VENOSO

Segundo o INS (Infusion Nurses Society), o cateter ideal deve apresentar alta resistência a dobras, boa integridade estrutural para facilitar a inserção na veia, baixa trombogenicidade, baixa aderência bacteriana e boa estabilidade em longo prazo.

CONTRAINDICAÇÕES

Absoluta: Fístula arteriovenosa, esvaziamento ganglionar (mastectomia), veia esclerosada.

Relativa: Braço ou mão edemaciados ou que apresentem algum tipo de comprometimento, presença de queimadura, plegias no membro a ser puncionado e área de fossa cubital.

Membros com déficit motor ou sensitivo podem ser utilizados para venopunção desde que haja vigilância nas condições do local de inserção do cateter pois o paciente poderá não avisar se há extravasamento por não sentir dor local.

TÉCNICA DE INSERÇÃO

Materiais necessários para punção venosa periférica:
1. Bandeja;
2. Garrote;
3. Clorexidina alcoólica 0,5% ou swab de álcool à 70%;
4. Cateter intravenoso periférico sobre agulha apropriado ao calibre da veia e rede venosa do paciente;

5. Cobertura estéril para fixação;
6. Luvas de procedimento;
7. Dispositivo a ser conectado ao cateter venoso de acordo com o objetivo da punção (torneirinha, tubo extensor, tubo em "Y");
8. Material para permeabilização do cateter (seringa preenchida).

ETAPAS DO PROCEDIMENTO

1. Lavar as mãos;
2. Verificar na prescrição médica: nome do cliente, número do leito, solução a ser infundida, volume, data e horário;
3. Datar o equipo com o prazo de validade, conforme recomendação da CCIH do hospital;
4. Identificar o cliente pelo nome completo;
5. Explicar o procedimento ao cliente e acompanhante;
6. Calçar as luvas de procedimento;
7. Posicionar o cliente de maneira confortável e adequada à realização do procedimento;
8. Expor a região a ser puncionada;
9. Palpar a rede venosa para escolher o local a ser puncionado, de preferência vasos periféricos superficiais de grosso calibre e distante das articulações. Indicadas: cefálica, basílica, mediana, as do antebraço e as do plexo venoso do dorso da mão; sentido distal para proximal;
10. Escolher o cateter adequado ao calibre do vaso periférico;
11. Prender o garrote acima do local escolhido (não colocá-lo sobre as articulações);
12. Pedir ao cliente para abrir e fechar a mão e, em seguida, mantê-la fechada;
13. Fazer a antissepsia da área usando gaze embebido em clorexidina alcoólica 0,5% ou swab de álcool 70% com movimentos no sentido do retorno venoso;
14. Tracionar a pele do cliente (no sentido da porção distal do membro) com a mão não dominante, posicionando o dedo polegar cerca de 2,5 cm abaixo do local selecionado para a punção;
15. Informar ao cliente o momento da punção, solicitando que faça uma inspiração profunda;
16. Inserir a agulha com o bisel voltado para cima, até observar o refluxo do sangue;
17. Retirar o mandril quando puncionar com cateter sobre agulha, fazendo pressão acima da ponta do cateter com o indicador da mão não dominante;
18. Soltar o garrote e solicitar ao cliente para abrir a mão;
19. Adaptar a conexão de duas vias ao cateter;
20. Testar a permeabilidade do sistema. Observar fluxo e refluxo sanguíneo;
21. Fixar o cateter à pele do cliente, utilizando cobertura estéril de maneira que fique firme, visualmente estético e que não atrapalhe os movimentos;
22. Identificar no próprio curativo do cateter o dia e hora da punção, e o calibre do cateter utilizado;

23. Colocar o cliente em posição confortável;
24. Recolher o material utilizado, desprezar o lixo em local adequado;
25. Retirar as luvas de procedimento;
26. Higienizar as mãos;
27. Realizar as anotações de enfermagem no prontuário do paciente.

FIXAÇÃO SEGURA

A fixação segura baseia-se nas recomendações nacionais como: ANVISA (agencia nacional de vigilância sanitária) e internacionais como o INS (Infusion Nurses Society) e do CDC (Centers for Disease Control and Prevention), entidades que direcionam e amparam todo o manuseio (punção, fixação, manutenção e retirada) do dispositivo endovenoso, com o objetivo de tornar essa prática segura, diminuir a re-punção, infecção, custos, garantindo a qualidade da assistência e sobretudo conforto e segurança ao paciente. Tais recomendações são necessárias para controle dos acessos venosos, levando-se em consideração quatro conceitos: estabilização do cateter, cobertura estéril, visualização e segurança.

Os cateteres devem sempre ser instalados por profissionais capacitados e com indicação diagnóstica e/ou terapêutica. A estabilização deve garantir o bom funcionamento, não interferindo na manipulação, acessibilidade e monitorização do sítio de inserção.

COBERTURA

O propósito da cobertura estéril para cateteres periféricos é proteger o sítio de punção e minimizar a possibilidade de infecção por meio da interface entre a superfície do cateter e a pele. Portanto, a cobertura deve ser estéril podendo ser semi oclusiva (gaze ou fixador) ou membrana transparente semipermeável – MTS (ANVISA, 2010).

As membranas ou filmes de poliuretano são coberturas de natureza química, transparente, elástica e estéril, podendo ser impermeáveis ou semipermeáveis, permitindo assim, a liberação de gases e a evaporação de água. São barreiras bacterianas e virais.

Especificações de cobertura:
- Cobertura Hipoalergênica Estéril para Cateter Periférico.
- Fixador estéril, composto de tecido macio, com dorso de Rayon e Poliéster, resistente à água, não oclusivo, com adesivo de acrilato hipoalergênico; possui recorte central para saída dos equipos e tubulações e mais duas tiras extras para estabilização de cateteres e documentar as trocas de curativos. Embalagem individual, estéril compatível com processo de esterilização e que permita abertura e transferência com técnica asséptica. Com dados de identificação, procedência, data e tipo de esterilização, prazo de validade e atender a legislação pertinente ao produto.

COMPLICAÇÕES

Embora o número de complicações em acesso venoso periférico seja pequeno, a literatura descreve como principais potenciais complicações: flebite, trombose, extravasamento de fluidos, rompimento venoso, formação de hematomas e infecção de corrente sanguínea.

Flebite: Consiste em uma reação inflamatória dentro do vaso que dá origem a achados clínicos de dor, sensibilidade, endurecimento e eritema ao longo de uma veia. Pode ser classificada segundo o fator desencadeante em flebite química (quando tem relação com a administração de medicamentos ou soluções de risco), flebite mecânica (resultante do trauma ocasionado pelo cateter na parede do vaso) ou flebite infecciosa (relacionada à contaminação da solução, do local de inserção do cateter e do dispositivo).

O manejo inicial da flebite superficial relacionada aos cateteres intravenosos periféricos consiste na suspensão da infusão endovenosa e na retirada do cateter periférico. Os cuidados sintomáticos incluem elevação das extremidades, compressas quentes ou frias e agentes antiinflamatórios **não-**esteróides orais (AINEs). AINEs **tópicos também podem ser eficazes no alívio da dor e edema local.**

Trombose: Infelizmente, existem dados limitados para orientar o tratamento da **trombose** venosa superficial dos membros superiores. A principal complicação descrita é a **embolia pulmonar**, felizmente é muito rara. A formação de trombos dentro do lúmen venoso de membros superiores é mais rara em vasos superficiais e mais comuns em ramos profundos. A sintomatologia é variada, podendo simular ou ocorrer concomitante a uma flebite; ou ter sintomas típicos de trombose venosa (empastamento, dor intensa e edema).

Os principais fatores de risco relacionados são o tipo de cateter e o tamanho dos vasos. Um cateter mais calibroso e um vaso mais estreito estão relacionados a um maior risco. Os objetivos no manejo da trombose venosa da extremidade superior relacionada ao cateter incluem o alívio dos sintomas, minimizando o risco de embolização e proporcionando acesso intravenoso contínuo, se necessário.

Em trombos sintomáticos, o tratamento é anticoagulação plena; já em trombos assintomáticos, o tratamento é controverso na literatura, mas consiste na retirada do acesso periférico, AINEs, e compressas frias.

Extravasamento de fluidos, rompimento venoso e hematomas são complicações leves. A simples retirada e troca do acesso venoso já trata tal eventos.

Infecção de corrente sanguínea: O risco de bacteremia e infecção de corrente sanguínea relacionados a cateter estão diretamente ligados ao tempo de permanência do mesmo, ao tipo de dispositivo e à sua localização. Um intervalo de 3 a 4 dias de um cateter periférico já é considerado fator de risco para infecção. Na prática clínica, procede-se em troca de acesso periférico sempre a cada 3 a 4 dias, ou se o mesmo apresentar flebite ou mau funcionamento antes disso.

Quanto ao tipo de cateter, vários estudos compararam o diâmetro e o risco de infecção. Foi concluído que quanto menor o lúmen do mesmo, menor é a taxa de infecção. Por outro lado, a gravidade do paciente influencia neste resultado, visto que, em pacientes mais graves, usa-se frequentemente cateteres mais calibrosos. O mesmo raciocínio pode ser usado quanto a localização do dispositivo; quanto mais proximal, maior a taxa de complicações infecciosas.

O tratamento é feito com antibioticoterapia sistêmica na vigência confirmada de infecção de corrente sanguínea e retirada do cateter. Em geral, o uso de antimicrobianos não é necessário nas seguintes situações: cultura de ponta de cateter positiva na ausência de sinais clínicos de infecção; flebite na ausência de sinais infecciosos; e hemocultura positiva em cateter cujo cultura foi negativa.

USO DE ULTRASSONOGRAFIA PARA ACESSO PERIFÉRICO

A punção de acesso periférico destaca-se como o procedimento mais frequente realizado pela enfermagem. No entanto, o sucesso na inserção de um cateter periférico muitas vezes é um desafio para o profissional que o executa. Com base na literatura, as taxas de sucesso na primeira tentativa podem variar de 10 a 55%, o que causa ansiedade e desconforto ao paciente. É nesse contexto que o uso de ultrassonografia para guiar acesso periférico torna-se bastante útil, fazendo as taxas de sucesso variarem de 20 a 81,6%. A ultrassonografia é sempre indicada em pacientes com acesso periférico difícil desde que a mesma esteja disponível.

O uso de ultrassonografia para punção periférica é recomendado com nível A de evidência pela Associação Americana de Enfermagem de Emergência. É um método não invasivo que não utiliza radiação ionizante e pode visualizar vasos profundos e difíceis de serem acessados às cegas.

Técnicas: Existem duas formas de usar o aparelho de ultrassonografia para guiar acesso vascular, um modo estático e outro dinâmico.

Na técnica estática, a ultrassonografia é usada para identificar, confirmar a patência e marcar a veia alvo antes do procedimento.

Na técnica dinâmica, o profissional irá puncionar a veia observando todo o trajeto da agulha. Neste modo, a ultrassonografia permite uma imagem em tempo real, o que requer uma maior experiência, visto que, quem opera o transdutor, deve ser a mesma pessoa que realiza o acesso.

Modos: Os utilizados são o modo B e o modo Doppler. O modo B (modo de brilho) refere-se à imagem bidimensional padrão em tons de cinza do tecido, enquanto o modo Doppler depende do fluxo de sangue na vindo de encontro ou se afastando do transdutor.

Transdutores: A seleção adequada da sonda é fundamental para uma boa qualidade de imagem. O transdutor linear de alta frequência (5 a 12 MHz) geralmente é o melhor. A alta frequência permite maior resolução dos tecidos próximos à superfície da pele. A forma linear é ideal para visualização de veias, pois permite ao operador comprimir uniformemente o vaso a fim de distinguir bem veias de artérias.

Anatomia: quando vistos por US, os vasos sanguíneos são estruturas tubulares aneicóicas (pretas), enquanto os tecidos circundantes terão um tom de cinza. As veias distinguem-se das artérias por terem paredes mais finas, são facilmente compressíveis em uma visão transversal, podem ter válvulas visíveis, não apresentam pulsação arterial e se distendem com manobras que impedem ou aumentam o retorno venoso.

Se mesmo assim o operador permanecer em dúvida entre uma artéria ou veia, ou se apresenta dificuldade em distinguir os tons de cinza e achar o vaso, pode-se lançar mão do Doppler. O fluxo arterial é pulsátil e pode distender levemente o vaso, já o venoso é contínuo. As cores vermelhas e azuis do Doppler colorido são arbitrárias, a vermelha indicando que o fluxo se aproxima do transdutor e a azul indica que o fluco se afasta do transdutor. O procedimento deve ser executado por um profissional capacitado e habilitado.

CUIDADOS COM O ACESSO VENOSO PERIFÉRICO

- Sempre lavar as mãos antes de entrar em contato com o paciente;

- Verificar se o acesso está bem fixado na pele;
- No momento do banho, proteger o acesso e evitar com que caia água no local – isso pode ser feito com filme transparente;
- Sempre que for mexer no local do acesso, garantir a lavagem de mãos para evitar possíveis infecções;
- Realizar limpeza do hub do cateter "Scrub the hub" (por 15s com antisséptico alcoólico);
- Verificar sempre se há sinais de sujeira e sangramentos;
- Avaliar se há vermelhidão, edema e se a pele na região do acesso estiver quente;
- Caso o paciente se queixe de dor durante a infusão de alguma medicação ou mesmo em repouso, feche o registro do equipo imediatamente e avaliar se necessário troca do dispositivo.

REFERÊNCIAS

1. Agência Nacional de Vigilância Sanitária (Brasil). Medidas de Prevenção de Infecção Relacionada à Assistência à Saúde. Brasília: Anvisa, 2017.
2. Almeida. C.E.S. Acesso vascular: o impacto da ultrassonografia. Einstein. 2016; 14(4):561-6.
3. Arreguy-Sena C, Carvalho EC de. The communication o the nursing team about the localization of the place of insertion of intravenous devices: instrument making and maintenance. Scielo [periódicos na Internet]. 2002[acesso em 19 out 2018]; disponível em: www.proceedings.scielo.br/scielo.php?script=sci_arttext&pid=MSC0000000052002000100047&lng=em&nrm=van.
4. BRASIL. Ministério da Saúde. ANVISA. Medidas de Prevenção de Infecção Relacionada à Assistência à Saúde, 2017.
5. Carlotti APCP. Acesso vascular. Periódicos na Internet. 2012 [acesso em 21/10/2018]; disponível em: http://www.revistas.usp.br/rmrp/article/view/47597.
6. Center for Disease of Control and Prevention. National Healthcare Safety Network (NHSN)
7. Standring S. Gray's Anatomy. 41. ed. Rio de Janeiro: Elsevier; 2015.
8. Frank RL, Wolfson AB, Grayzel J. Peripheral venous acess in adults. Uptodate [periódicos na Internet]. 2018 [acesso em 19 out 2018]; disponível em: https://www.uptodate.com/contents/peripheral-venous-access-in-adults?csi=65575048-b625-4a5f-a43a-7e15ff1ce936&source=-contentShare#H27755204.
9. Torres MM, Andrade D, Santos CB. Punção venosa periférica: avaliação de Desempenho dos profissionais de enfermagem. Rev Latino-am Enfermagem 2005 maio-junho; 13(3):299-304.
10. Diretriz Institucional de Medidas de Prevenção de Infecção de Corrente Sanguínea. Fev, 2017.
11. Flato. U .A. P. et al. Punção venosa guiada por ultra-som em unidade de terapia intensiva. Ver Bras Ter intensiva. 2009; 21(2): 190-196. São Paulo-SP.
12. INS. Infusion Therapy Standards of Practice. Jornal of Infusion Nursing. Vol 39. Number 1S. Jan/Fe, 2016.
13. Jeffrey D Band, MD, et al. Treatment of intravascular catheter-related infections. Uptodate. 2013. Disponível em: https://www.uptodate.com/contents/intravascular-catheter-related-infection-treatment? source=related_link. Acesso em 04/01/2020.
14. Jeffrey D Band, MD, et al. Prevention of intravascular catheter-related infections. Uptodate 2013. Disponível em: https://www.uptodate.com/contents/intravascular-catheter-related-infection-prevention? source=related_link. Acesso em 4/01/2020.
15. Leonor Fernandez, MD et al. Superficial thrombophlebitis of the lower extremity. Uptodate 2013. Disponível em https://www.uptodate.com/contents/phlebitis-and-thrombosis-of-the-superficial-lower-extremity-veins. Acessado em 05/01/2020.
16. Patient Safety Component Manual. January, 2017.

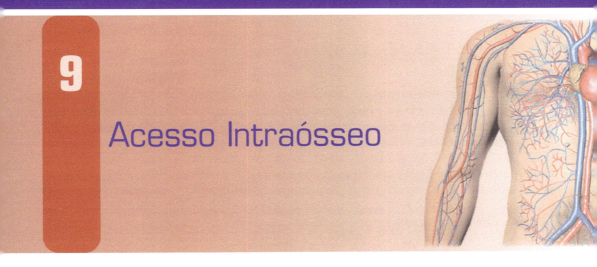

9 Acesso Intraósseo

Helio Penna Guimaraes
John Cook Lane
Kaile de Araújo Cunha
Anselmo Alves de Souza
Danyelle Rocha da Silva

INTRODUÇÃO

A via intraóssea (IO) como via de acesso à circulação venosa foi descrita em inicialmente, em 1922, por Drinker e col. em um modelo experimental[1,2]. Em 1934, Josefson[2] publicou o uso pela primeira vez em humanos, via esternal, em paciente com anemia. A técnica passou a ser usada com frequência crescente na rotina pré-hospitalar e emergências na década de 1940[1,2].

Com o surgimento dos cateteres introduzidos sob agulhas para acesso venoso, caiu em desuso até a década de 1980, quando novamente voltou a ser reaplicada em crianças[3-22] e em adultos[2-21]. O acesso intraósseo voltou a ganhar evidência nos anos 2000 com as diretrizes mundiais de ressuscitação cardiopulmonar, que o posicionam como a segunda opção em sequência de acesso ou vias de administração de farmacos, no caso de insucesso na obtenção de um acesso venoso periférico[19,22].

O procedimento para acesso intraósseo é mais rápido e apresenta maior taxa de sucesso em primeira tentativa comparado aos demais[2,3], além de, em pacientes com parada cardíaca, não requerer interrupção das manobras de compressão torácica externa e, portanto, potencialmente melhorar a chance de sobrevivência da vítima.

O acesso IO é a maneira mais rápida de estabelecer acesso para infusão rápida de fluidos, medicamentos e produtos derivados de sangue em situações de emergência bem como na RCP, sendo esta administração preferível à endotraqueal. A despeito disto, o acesso de IO permanece subutilizado com taxas de uso entre 7% no Reino Unido e Estados Unidos em situações com precisa indicação de uso do mesmo.

ANATOMIA

A medula óssea altamente vascularizada é conectada ao sistema vascular central via medular, funcionando como canal venoso para veias maiores e emissárias. A rigidez do osso compacto e presença de espículas ósseas onde a medula está contida fazem desta cavidade um sistema não colabável, mesmo na presença de choque ou hipovolemia intensa[1]. No entanto, apesar do fato de a cavidade ser esvaziada após lavagem com solução salina, as espículas ósseas aumentam a resistência ao fluxo entre a cavidade óssea e o sistema vascular, sendo absolutamente necessário o uso pressurizadores para melhorar o fluxo[15] e permitir que os medicamentos atinjam o sistema vascular com maior rapidez.

INDICAÇÕES

Em adultos, o acesso IO é necessário em situações de emergência assim que o acesso periférico não for facilmente obtido. Pode ser usado para administração de medicamentos, infusão de fluídos e coleta de amostras sanguíneas. As situações clínicas que necessitam de acesso IO em adultos habitualmente são a ressuscitação cardiopulmonar e o trauma, pela facilidade de acesso[16].

CONTRAINDICAÇÕES

Similar a todos os acessos vasculares, a infecção no local de inserção deve levar à escolha de um local alternativo para evitar a disseminação de sepse ou osteíte. O osso fraturado promove diretamente ao extravasamento de fluidos e medicamentos infundidos e a ineficácia de acesso IO. De uma maneira geral, o acesso IO não deve ser usado em doenças ósseas genéticas ou adquiridas graves, osteogênese imperfeita, osteoporose, osteomielite, celulites/infecção partes moles no sítio a ser puncionado ou queimaduras infectadas[17]. A tentativa prévia imediata de punção no mesmo osso nas últimas 24 hs também contraindica o procedimento. Em crianças abaixo de 3 anos, a punção esternal pode resultar em (hidro tórax, mediastinite), ou ferimentos no coração ou grandes vasos. Outras contraindicações são a dificuldades para localizar o ponto correto para punção e a inabilidade do operador.

TÉCNICA

A despeito da punção em crianças eventualmente ser realizada com uma agulha comum tamanho 25 x 12 ou agulha para raquianestesia, a recomendação formal é para o uso de agulhas próprias tanto para adultos quanto crianças (agulha de Cook ou Diekmann® Figura 9.1) ou equipamentos específicos (EZ IO®, BIG® Figura 9.2).

O local para punção mais frequentemente usado em crianças corresponde à face interna lateral da tíbia, área anatômica e recoberta apenas por pele, pouco tecido celular subcutâneo e periósteo, cerca de 1 a 3 cm abaixo da tuberosidade tibial. A agulha deve ser direcionada levemente inclinada (15 a 30°) para a parte distal evitando a punção da cartilagem de crescimento metafisária. Ao se sentir a ponta da agulha atravessando o córtex ósseo, não mais se deve aprofundá-la.

Acesso Intraósseo 139

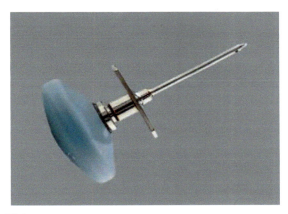

Figura 9.1 – Agulha de Diekmann.

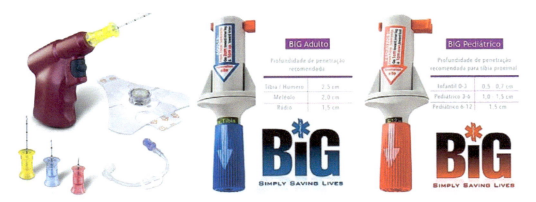

Figura 9.2 – EZ IO e BIG.

A penetração da agulha na cavidade medular pode ser determinada pelos seguintes parâmetros:

1) Perda discreta da resistência óssea;
2) A agulha permanece na posição "em pé" sem suporte;
3) Pode-se aspirar medula óssea (semelhante a sangue);
4) A infusão de bolus de 5 a 10 mL de solução fisiológica com uma seringa, resulta em mínima resistência e não deve haver evidência de infiltração no subcutâneo; se o fluxo da solução é facilmente administrado e não há extravasamento, deve-se conectar o equipo de soro e fixá-lo (Figura 9.3). A agulha deve ser protegida de movimentos, circundando-a com gaze.

O procedimento costuma ser de fácil execução sendo que, em média, o número de tentativas para sua execução com sucesso, em crianças, costuma ser de 1 tentativa de punção, com tempo médio para a obtenção de até oito minutos[26].

A Tabela 9.1 mostra outros locais da infusão por via IO descritos na literatura médica.

Tabela 9.1 – Locais de Infusão Intraóssea

Locais	Referências
Tíbia	Adultos[19] e crianças[20]
Maléolo medial	Adultos[19]
Esterno	Adultos[21,25]
Crista ilíaca	Adultos[25,29]
Clavícula	Adultos[29]
Fêmur	Crianças[15,31]
Úmero	Crianças[32]
Calcâneo	Crianças[20,33]

Fonte: Lane et al. RBTI 2008:20:1:63-67.

Em pacientes adultos, utilizando alguns equipamentos para punção (Figura 9.2), este acesso pode ser garantido em até cerca de 4,4 ± 2,8[1,2] minutos, com sucesso, quando realizado por médico/enfermeiro habilitados em treinamento previo[1].

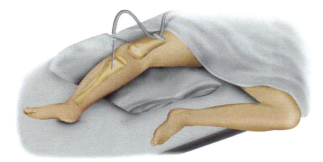

Figura 9.3 – Posicionamento perna pós-punção.

O acesso intraósseo obtido em situações de emergência por ser mantido, em geral, até 24 horas do início de sua inserção, havendo necessidade de substituí-lo após este período, não apenas pela progressiva perda de sua eficiência como também por riscos adicionais de osteomielite e embolia gordurosa[20-24].

INSERÇÃO DE DISPOSITIVOS IO

O procedimento de acesso IO deve ser realizado sob condições estéreis usando luvas estéreis, agulha estéril descartável, após a limpeza pele para evitar causar osteomielite ou celulite.

Não há estudo comparando um antisséptico com outro: pode-se usar clorexidina alcoólica a 2% na ausência de contraindicações. Diferentes locais de inserção foram avaliados e são necessárias as seguintes características:
- Osso com cortical fina;
- Grande cavidade medular;

- Superficial;
- Marcos anatômicos fáceis.

Três locais de inserção atendem a esses critérios em adultos[22]: a tíbia proximal, a tíbia distal e a úmero proximal. A localização esternal também foi proposta, mas a cavidade medular relativamente fina leva ao risco de transfixar o osso para a aorta e o coração[22].

O local de inserção tibial proximal está localizado 2 cm abaixo tuberosidade tibial e 1 a 2 cm medial no meio da superfície plana do osso.

A inserção proximal do úmero está localizado no tubérculo maior em direção ao processo coracóide. Para esta última rota, o braço deve ser flexionado e rotacionado internamente. A agulha não deve ser inserida internamente no tubérculo maior (no sulco intertubercular) para evitar lesões no tendão do bíceps braquial.

Tanto a tíbia proximal quanto o úmero proximal têm altas taxas de sucesso de inserção. A localização tibial tem o benefício adicional de ser facilmente acessível, mesmo em obesos e distantes da cabeça e do tórax, reduzindo o risco de deslocamento da agulha durante a ressuscitação e gestão das vias aéreas[20].

Apesar da falta de medicamentos baseados em evidências, a administração de lidocaína na cavidade medular tem sido proposta em pacientes conscientes antes de injetar outros medicamentos ou fluidos. De fato, se a inserção da agulha não for dolorosa, alguns autores descrevem dores relacionadas administração de fluidos[3-10]. No entanto, metade dos pacientes que recebem 20-40 mg lidocaína se queixam de dor durante a droga subsequente ou administração de fluidos[19].

PASSO A PASSO DA INSERÇÃO ACESSO INTRAÓSSEO COM UTILIZAÇÃO DE DISPOSITIVOS SEMI – AUTOMÁTICOS
(Arrow® EZ-IO® Intraosseous Vascular Access System. teleflex.com/em)

- Requisitos mínimos para o procedimento: conhecer o dispositivo e ser treinado na técnica.
- Material utilizado: seringa 10 mL, ampola de SF 0,9% 10 mL, Agulha Romba, Material para assepsia e anti - sepsia, luva de procedimento, kit de punção intraóssea EZ-IO (agulha + extensão 15 mm para crianças/ agulha + extensão 25 mm ou 45 mm para adultos).
- Atenção! Deve-se informar ao paciente/acompanhante quando possível os passos do procedimento, indicação, manutenção, retirada da agulha e possíveis complicações pós-punção.
- Etapas do Procedimento.

1. Organize os materiais e prepare o sistema de infusão.
2. Posicione o paciente de maneira a imobilizar o membro. Verifique necessidade de tala de fixação ou auxílio de outros profissionais na imobilização local.
3. Proceda a avaliação do sítio de punção.
   - TIBIA PROXIMAL:
     - Crianças: aproximadamente 2 cm abaixo da tuberosidade da tíbia e até 1 cm medialmente ao planalto tibial.
     - Adolescentes/adultos: 2 cm medial e 1 cm acima da tuberosidade da tíbia

- TIBIA DISTAL: 1-2 cm acima do maléolo medial.
- ÚMERO PROXIMAL: deve-se realizar adução e rotação interna do membro superior para prevenção de danos ao plexo axilar. Deve ser encontrado o tubérculo maior do úmero proximal aproximadamente 2 cm abaixo do processo acrômio.

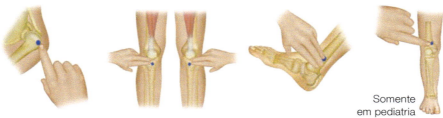

Somente em pediatria

Figura 9.4 – Sítios punção intraóssea.

4. Higienize as mãos com clorexidina degermante ou gel alcoólico.
5. Utilize luvas de procedimento.
6. Realize preparo da superfície – assepsia local com álcool swab pelo menos 2 vezes na área de punção ou até não observar mais sujidades.
7. Encaixe a agulha no dispositivo, remova e descarte a tampa de segurança da agulha em recipiente adequado para objetos perfurocortantes.
8. Posicione o dispositivo perpendicularmente ao plano da superfície de punção (ângulo de 90º) e exerça uma suave pressão até que a agulha atinja região óssea. Após, acione o gatilho para que a mesma penetre no córtex ósseo. A marca preta de 5 mm no conjunto da agulha deve ser visível acima da pele antes da inserção.
9. Realize remoção do guia e aspire para identificação de correta inserção do cateter – espera-se encontrar sangue na aspiração proveniente da medula óssea. Certifique-se que a agulha esteja estável.
10. Fixe a agulha usando fita, gaze ou fixação fornecida por fabricante. Remova o adesivo da parte de trás do curativo estabilizador EZ e aplique o curativo na pele.

Úmero proximal

1- Posicionamento do braço

Usando um dos métodos abaixo, aduza o cotovelo e gire o úmero internamente.

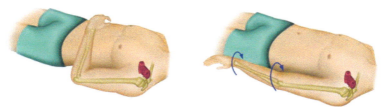

Coloque a mão do paciente sobre o abdômen e com braço próximo ao corpo. Coloque o braço firmemente contra o corpo, gire a mão de forma que a palma fique voltada para fora, polegar apontando para baixo.

Figura 9.5 – Posicionamento braço.

Acesso Intraósseo 143

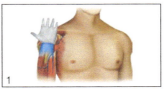
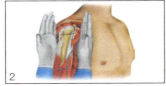
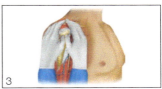

1 Coloque sua palma no ombro anteriormente.
• A área que parece uma tubérculo maior sob sua palma é a área alvo geral
• Você deve ser capaz de sentir tubérculo maior, mesmo em pacientes obesos, empurrando profundamente.

2 Coloque o região ulnar de uma mão verticalmente sobre a axila e mão oposta ao longo do linha média do braço lateralmente.

3 Coloque os polegares juntos e sobre o braço.
• Isso identifica a linha vertical de inserção no úmero proximal.

Figura 9.6 – Escolha do local de punção no úmero.

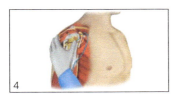
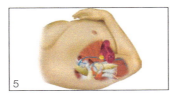
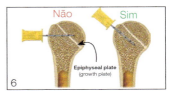

Palpe profundamente enquanto sobe o úmero até o colo cirúrgico. Será como uma bola de golfe em um "buraco/alvo" - o local onde a "bola" encontra o "alvo" é o colo cirúrgico. O ponto de inserção está é mais proeminente do tubérculo maior, 1 a 2 cm acima do colo cirúrgico.

Aponte a ponta da agulha em um ângulo de 45 graus em relação ao plano anterior e posteromedial.

Figura 9.7 – Realização da punção intraóssea.
Fonte: Arrow® EZ-IO® Intraosseous Vascular Access System. teleflex.com/em

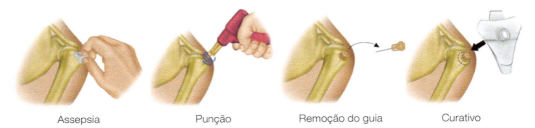

Assepsia   Punção   Remoção do guia   Curativo

Figura 9.8 – Passo a passo da punção intraóssea.

11. Anexe o conjunto de extensão preparado e fixe firmemente ao hub do cateter com a braçadeira aberta.
12. Confirme colocação por meio da lavagem do cateter com solução salina normal (5-10 ml para adultos; 2-5 ml para bebês/crianças). Antes da lavagem considere lidocaína 2% sem vasoconstritor.
13. Despreze os materiais e anote data/horário da realização do procedimento
14. Reposicione paciente para condição anterior.

15. Distribua medicamentos e líquidos conforme solicitado.
16. Administre medicamentos na mesma dose, taxa e concentração administrada por via IV periférica.

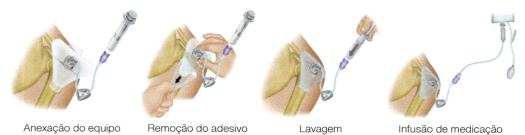

Anexação do equipo   Remoção do adesivo   Lavagem   Infusão de medicação

Observação: O local de punção deve ser inspecionado frequentemente e deve ser feito registro de condições de evolução. Deve ser mantida fixação no sistema de infusão e realização de infusão contínua para manter acesso pérvio. Pode ser mantido por até 24 h horas.

Conforme o posicionamento correto do dispositivo IO

O posicionamento correto da agulha IO é confirmado pela presença dos cinco sinais seguintes:
- Súbita perda de resistência ao entrar na cavidade medular;
- Capacidade da agulha para permanecer na vertical sem apoio;
- Medula óssea ou sangue facilmente aspirados com uma seringa;
- Administração de 2 mL de solução salina sem edema subcutâneo, inchaço dos tecidos;
- Fácil administração de líquidos sem resistência.

O acesso IO pode ser usado para coletar amostras de sangue. Em pacientes hemodinamicamente estáveis é possível dosar sódio, magnésio, cálcio, lactato, glicose, gasometria (pH e PCO2) e os valores de hemoglobina que são semelhantes entre os acessos IO e IV. Precisão da dosagem de potássio é menor, mas as diferenças permanecerão entre 25%[10-22]. Em pacientes em parada cardíaca, as amostras podem levar a valores errados devido reduzido fluxo e estase no osso. Acima de tudo, quando o acesso IO é usado para infundir medicamentos ou fluidos, as amostras de sangue IO não podem ser interpretadas devido ao efeito diluicional dos fármacos infundidos ou fluidos. Para resumir, podem ser obtidas amostras de sangue somente em pacientes hemodinamicamente estáveis ou durante a ressuscitação cardiopulmonar inicial, antes da infusão de fármacos e fluidos IO[19-22].

O acesso IO permite que a administração rápida de fluidos forneça reanimação volêmica necessária em pacientes em choque. A vazão de entrada pode atingir até 150 mL/min em a via tibial ou umeral quando a bolsa de pressão é inflada até 300 mmHg[36.] No entanto, as taxas de fluxo 20 vezes menores foram relatados com o acesso tibial em pacientes em parada cardíaca e recebendo infusão intravenosa na veia femoral homolateral[15-20]. Um fluxo competitivo, frequência cardíaca e parada cardíaca podem explicar essas observações.

Farmacocinética de medicamentos após administração de IO

Uma variedade de medicamentos pode ser infundido com segurança por meio de acesso IO. Teoricamente, qualquer medicamento que possa ser introduzido por via intravenosa pode ser introduzido através de um IO. Os medicamentos mais relevantes durante o choque ou ressuscitação são as drogas vasoativas. Cada administração de medicamentos deve ser lavado com 10 mL de líquido para descartar persistência de drogas na cavidade medular[16-22].

Alguns dos medicamentos que podem ser administrados por acesso IO:
- Adenosina;
- Amiodarona;
- Lidocaína;
- Atropina;
- Cisatracúrio;
- Dobutamina, Dopamina, Epinefrina, Norepinefrina;
- Etomidato, Propofol;
- Morfina;
- Heparina;
- Insulina;
- Hemoderivados: hemácias/plaquetas/plasma fresco congelado;
- Cristaloides/Coloide/Ringer Lactato;
- Contraste.

Protegendo o acesso IO

Para evitar perda do acesso devido a ressuscitação ou movimentos inadvertidos, a agulha IO e seu tubo precisam ser seguros, mesmo que a agulha fique sozinha na camada cortical. Fita adesiva específica comercializada pela os fabricantes dos dispositivos podem ser usados. Alguns médicos preferem não obstruir o local da punção com um adesivo fita, porque se ocorrer descolamento da agulha, será o primeiro lugar para ver o inchaço subcutâneo.

De qualquer forma, em ambos os casos, a tubulação deve ser presa com pelo menos duas fitas membro onde a agulha é inserida. Os médicos precisam garantir que esteja sem extravasamento de fluido antes de instalar curativo fixador.

Dispositivos IO

Dispositivos manuais e semiautomáticos estão disponíveis para acesso IO. Os dispositivos manuais requerem uma agulha específica com um estilete de remoção central. Os dispositivos mais usados são a agulha modificada de Dieckmann com duas portas laterais opostas na ponta para promover desobstrução fluxo (Cook Medical Incorporation, Bloomington, IN, EUA).

Os dispositivos semiautomáticos são preferidos em adultos, apesar da falta de dados comprovando sua superioridade. Quando o BIG® é usado, o operador a segura firmemente para evitar a projeção da agulha perpendicular ao local de inserção, aperta a trava de segurança e empurra para ejetar a agulha no osso. Quando a agulha é inserida com EZ-IO®, o operador com a agulha e o driver de força perfura o osso perpendicularmente ao local de inserção. Apesar de uma grande quantidade de literatura sobre o assunto, não há recomendação clara para um dispositivo outro em uma determinada situação.

Complicações

As complicações da infusão por via IO são infrequentes, sendo a mais comum a infusão de fluídos no subcutâneo e, mais raramente, subperiostal. Poderá ocorrer extravasamento de líquidos pelo local de punção e/ou a formação de coágulo na agulha. A necrose tecidual e, mais raramente, a síndrome compartimental podem ocorrer relacionadas à inserção inadequada da agulha e/ou o seu deslocamento para outra estrutura[18-22]. A celulite localizada ou abscesso subcutâneo tem sido relatado em 0,7% de casos[15]. Existe potencialmente o risco de osteomielite.

A preocupação do efeito tardio da IO na placa de crescimento ósseo também se fez presente com a intensificação do uso da técnica em crianças; entretanto, este efeito adverso não foi demonstrado em inúmeros estudos clínicos e experimentais[15]. Também a possibilidade de embolia gordurosa, ainda que possível não tem sido relatada com frequência, particularmente em crianças que tem a medula óssea quase livre de gorduras[15].

Raros óbitos foram atribuídos ao procedimento e todos foram relacionados à punção esternal em crianças (abaixo de três anos de idade) que resultaram em mediastinite, hidrotórax ou ferimentos do coração ou grandes vasos[15].

Finalmente a dor tem sido relacionada ao aumento da pressão intramedular, o que não é problema com infusões mais lentas ou em pacientes inconscientes[18-22].

O tempo para que fármacos atinjam a concentração plasmática máxima (TCmax) e a curva tempo-concentração plasmática (AUC) são resultados usados para suportar a hipótese de bioequivalência desta via na administração medicamentosa e tem permitido comprovar que é um método adequado para avaliação de aspectos farmacológicos de medicamentos administrados por esta via.

Removendo o dispositivo IO

Uma seringa estéril pode ser conectada a agulha para facilitar a retirada; faz então a rotação no sentido horário e a agulha poderá ser removida; um curativo estéril aplicado no local da punção, em analogia com recomendações para acesso vascular.

PASSO A PASSO PARA A RETIRADA DO ACESSO INTRAÓSSEO DOS DISPOSITIVOS SEMI – AUTOMÁTICOS

(Arrow® EZ-IO® Intraosseous Vascular Access System. teleflex.com/em)

- <u>Materiais utilizados</u>: seringa 10 mL, material para curativo, luva de procedimentos, gaze.

- Etapas do procedimento:
  1. Organize os materiais e explique procedimento ao paciente/acompanhante, se possível.
  2. Posicione o paciente de maneira confortável e retire material de imobilização quando aplicável
  3. Retire o sistema de infusão
  4. Conecte a seringa de 10 ml e realize tração da agulha com movimentos circulares. Evite balançar o cateter na remoção. Descarte o cateter com a seringa acoplada a um recipiente aprovado para perfurocortantes.
  5. Após retirada da agulha cubra com gaze e realize curativo se necessário.

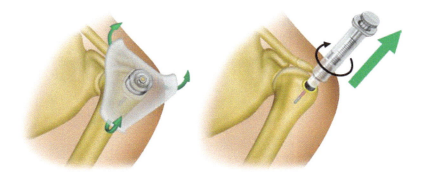

Observação: Em caso de extravasamento e/ou síndrome compartimental realizar elevação de membro e aplicação de compressa fria no local da punção após a retirada do dispositivo.

CONSIDERAÇÕES FINAIS

O uso do acesso IO, inicialmente reservado para crianças, ocupa espaço relevante como alternativa de escolha para falência do acesso vascular em situações de emergência como RCP, choque e trauma. As contraindicações são de fácil identificação; a técnica de inserção pode ser facilmente aprendida com altas taxas de sucesso após treinamento básico em pouco tempo. O acesso IO é, portanto, uma ferramenta indispensável para médicos que cuidam de pacientes graves.

REFERENCIAS

1. Lane JC, Guimaraes HP. Acesso Venoso pela Via Intra-Óssea em Urgências Médicas. RBTI 2008:20:1:63-67.
2. F. Petitpas J. Guenezan, T. Vendeuvre, M. Scepi, D. Oriot and O. Mimoz. Use of intra-osseous access in adults: a systematic review. Critical Care (2016) 20:102.
3. Kerforne T, Petitpas F, Frasca D, Goudet V, Robert R, Mimoz O. Ultrasoundguided peripheral venous access in severely ill patients with suspected difficult vascular puncture. Chest. 2012;141(1):279–80.

4. Leidel BA, Kirchhoff C, Bogner V, Braunstein V, Biberthaler P, Kanz KG. Comparison of intraosseous versus central venous vascular access in adults under resuscitation in the emergency department with inaccessible peripheral veins. Resuscitation. 2012;83(1):40–5.
5. Lee PM, Lee C, Rattner P, Wu X, Gershengorn H, Acquah S. Intraosseous versus central venous catheter utilization and performance during inpatient medical emergencies. Crit Care Med. 2015;43(6):1233–8.
6. Drinker CK, Drinker KR, Lund CC. The circulation of the mammalian boné marrow. Am J Physiol. 1922;62(1):1–92.
7. Link MS, Berkow LC, Kudenchuk PJ, Halperin HR, Hess EP, Moitra VK, et al. Part 7: adult advanced cardiovascular life support: 2015 American Heart Association guidelines update for cardiopulmonary resuscitation and emergency cardiovascular care. Circulation. 2015;132(18 Suppl 2):S444–64.
8. Santos D, Carron PN, Yersin B, Pasquier M. EZ-IO(®) intraosseous device implementation in a pre-hospital emergency service: a prospective study and review of the literature. Resuscitation. 2013;84(4):440–5.
9. Reades R, Studnek JR, Vandeventer S, Garrett J. Intraosseous versus intravenous vascular access during out-of-hospital cardiac arrest: a randomized controlled trial. Ann Emerg Med. 2011;58(6):509–16.
10. ECC Committee, Subcommittees and Task Forces of the American Heart Association. 2005 American Heart Association Guidelines for cardiopulmonary resuscitation and emergency cardiovascular care. Circulation. 2005;112(24 Suppl):IV1–203.
11. Gerhardt RT, Mabry RL, De Lorenzo RA, Butler FK. Fundamentals of combat casualty care; Chapter 3. Tactical combat casualty care guidelines 2014. Disponivel em www.cs.amedd.army.mil/borden/book/ccc/uclachp3.pdf acesso em 14/03/ 2020.
12. 12. Lavis M, Vaghela A, Tozer C. Adult intraosseous infusion in accident and emergency departments in the UK. J Accid Emerg Med. 2000;17(1):29–32.
13. Hallas P, Brabrand M, Folkestad L. Reasons for not using intraosseous access in critical illness. Emerg Med J. 2012;29(6):506–7.
14. Bloch SA, Bloch AJ, Silva P. Adult intraosseous use in academic EDs and simulated comparison of emergent vascular access techniques. Am J Emerg Med. 2013;31(3):622–4.
15. Hammer N, Möbius R, Gries A, Hossfeld B, Bechmann I, Bernhard M. Comparison of the fluid resuscitation rate with and without external pressure using two intraosseous infusion systems for adult emergencies, the
16. CITRIN (Comparison of InTRaosseous infusion systems in emergency medicINe)-Study. PLoS One. 2015;10(12):e0143726.
17. Lewis P, Wright C. Saving the critically injured trauma patient: a retrospective analysis of 1000 uses of intraosseous access. Emerg Med J. 2015;32(6):463–7.
18. Cotte J, Prunet B, d'Aranda E, Asencio Y, Kaiser E. A compartment syndrome secondary to intraosseous infusion. Ann Fr Anesth Reanim. 2011;30(1):90–1.
19. Pasley J, Miller CH, DuBose JJ, Shackelford SA, Fang R, Boswell K, et al. Intraosseous infusion rates under high pressure: a cadaveric comparison of anatomic sites. J Trauma Acute Care Surg. 2015;78(2):295–9.
20. Kurowski A, Timler D, Evrin T, Szarpak L. Comparison of 3 different intraosseous access devices for adult during resuscitation. Randomized crossover manikin study. Am J Emerg Med. 2014;32(12):1490–3.
21. Flato UAP, Flato E, Guimarães HP - Acessos para Administração de Medicamentos em: Timerman S, Gonzáles MM, Quilici AP - Guia Prático para o ACLS. Barueri: Manole, 2008:132-148.
22. Johnson L, Kissoon N, Fiallos M et al - Use of intraosseous blood to assess blood chemistries and hemoglobin during cardiopulmonary resuscitation with drug infusions. Crit Care Med, 1999;27:1147-1152.

10 O Cateter Venoso Central de Inserção Periférica – Peripherally Inserted Central Catheter, PICC

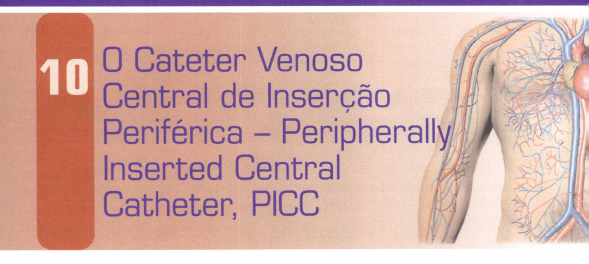

Fernando Couto Portela
Hyroan Brandell Pereira Correia
Joseane Arruda Ribeiro
Monique da Silva Portela
Kaile de Araújo Cunha

INTRODUÇÃO

O cateter venoso central de inserção periférica (peripherally inserted central catheter, PICC) é um dispositivo intravenoso inserido através de uma veia superficial ou profunda da extremidade e que progride até o terço distal da veia cava superior ou proximal da veia cava inferior[1].

Os cateteres centrais de inserção periférica (PICCs) estão ganhando popularidade devido à relativa facilidade de inserção nas veias do antebraço (veia cefálica ou basílica), menor risco de algumas complicações (por exemplo, hemo ou pneumotórax) e tolerância do paciente. Estão disponíveis PICCs de luz simples e dupla e dispositivos com válvulas[13].

Normalmente são colocados por enfermeiros, de forma intravenosa (IV) e são mais comumente usados para necessidades de acesso temporário (infusão esperada > 15 dias a 30 dias), como administração de antibióticos IV ambulatorialmente[3].

A colocação de cateteres é frequentemente realizada com o auxílio de ultrassonografia para acessar a veia periférica. Uma vez acessado, um cateter é colocado sobre um fio-guia e posicionado nas veias centrais. O comprimento inicial do cateter é baseado em estimativas usando referências anatômicas. A posição é confirmada radiograficamente[9].

Com evolução tecnológica já existe no mercado o Sherlock 3cg. Esta tecnologia adiciona além do ultrassom para guiar a punção do PICC, proporciona a tecnologia de navegação do cateter em tempo real e a confirmação da ponta do cateter em posição ideal (Junção Cavo Atrial). Para tanto o uso desta tecnologia exigirá do enfermeiro conhecimentos de eletrocardiograma.

INDICAÇÕES
As principais indicações de um PICC
- *Prevenir acesso venoso precário*, um paciente que possa requerer múltiplas tentativas de venopunção para obter um acesso venoso é um candidato adequado para um PICC.
- *Administrar terapia intravenosa com droga vesicante/irritante.*
- *Administrar soluções hiperosmolares,* como a nutrição parenteral total (NPT). A maior hemodiluição encontrada nas veias de grande calibre reduz o risco de irritação venosa e formação de trombos.
- *Duração dos protocolos de tratamentos,* o PICC é uma escolha apropriada para os pacientes que receberão terapia por mais de quatro a cinco dias. Baseado nos padrões de prática (INS – USA, 2000), o PICC não possui troca programada para acontecer ou duração recomendada de permanência na veia. Os PICCs geralmente permanecem inseridos em um mesmo local entre uma semana e seis meses. O tempo de duração da terapia variará de acordo com o dispositivo, tipo de terapia e critério individual do paciente. As taxas de tempo de permanência são de 12 a 15 dias na área de cuidados emergenciais e de 45 a 50 dias na área de cuidados domiciliares.
- *Localização geográfica,* avaliar se a indicação da terapia endovenosa será a nível ambulatorial ou domicílio, por exemplo.
- *Utilização do cateter para tratamentos adicionais ou exames,* se o paciente necessitará de frequentes amostras sanguíneas para exames laboratoriais e pacientes que necessitarão de outras terapias de suporte como administração de produtos sanguíneos e antibioticoterapia, durante seu tratamento.
- *Preferência do paciente,* nem todos os pacientes necessitam ou querem um cateter inserido cirurgicamente. O paciente pode tomar uma decisão informada após ter recebido as informações sobre todas as opções pelos membros da equipe de cuidados de saúde.
- *Custo x benefício.*

O PICC NA ONCOLOGIA

Na oncologia, o PICC, tem se mostrado uma alternativa bastante atraente em face dos outros tipos de cateteres centrais existentes[45].

A preservação da rede venosa é indispensável na assistência aos pacientes oncológicos, pois o uso constante dessa via para aplicação dos mais variados medicamentos, soros, antibióticos, sangue e seus derivados, bem como para a coleta destinada à realização de exames laboratoriais, acarreta problemas cada vez mais sérios de visualização e acesso vascular. Associadas a isso, a fragilidade capilar, a desnutrição e a esclerose venosa decorrentes da própria doença ou do tratamento agravam esse problema e, mesmo no caso de pacientes com boa rede venosa periférica, pode haver prejuízo com o tratamento prolongado[4].

A principal via de administração de quimioterápicos se dá por meio de um acesso vascular venoso. Inúmeros antineoplásicos são considerados vesicantes ou irritantes vasculares: apresentam hiperosmolaridade ou diferenças de potencial de hidrogênio (pH) em relação ao meio em que serão administrados, ou, ainda, toxicidade direta (produzindo radicais livres), causando agressão e reação inflamatória da parede do vaso e, em alguns casos, dos tecidos circunjacentes[28].

Vale ressaltar que o PICC se mostra adequado a ser utilizado nos pacientes oncológicos, pelo fato de ser produzido de material resistente aos quimioterápicos e haver um número significativo de pacientes que fazem tratamento por períodos prolongados e/ou utilizam drogas vesicantes que danificam o sistema vascular periférico, necessitando, muitas vezes, de um acesso venoso profundo, dada a fragilidade da rede venosa periférica. Dessa forma, o PICC facilita que a terapia medicamentosa, em particular a quimioterapia, possa ser aplicada diretamente em um vaso de grande calibre, favorecendo a hemodiluição e preservando a rede venosa periférica[53].

FERRAMENTAS QUE AUXILIAM NA INDICAÇÃO

A seleção de acesso venoso adequado significa selecionar o dispositivo apropriado para um paciente específico adaptado à situação clínica específica. Isso pode (e vai) mudar e, portanto, reavaliação frequente de acesso é igualmente importante[54].

Um modelo conceitual sugere que existe uma ciência e metodologia para a seleção de um cateter venoso central[7], e alguns fluxogramas de decisão e algoritmos foram introduzidos. Além disso, alguns hospitais desenvolveram seus próprios protocolos para informar a colocação de acesso venoso central com base na prática local e acordos de consenso. Um algoritmo publicado começa considerando o contexto do cuidado; isto é, se o acesso agudo/emergente é necessário[48].

Na configuração de não emergência, a duração do tratamento é o próximo ponto de decisão. Se um período de uso de mais de sete dias for provável, um PICC é recomendado.

Uma das ferramentas mais bem aceitas e usadas no mundo é o Guia de Adequação de Michigan para Cateteres Intravenosos (MAGIC) - O Guia de Adequação de Michigan para Cateteres Intravenosos (MAGIC) introduz uma abordagem algorítmica baseada em evidências para a seleção de dispositivos de acesso venoso central. Baseado no Método de Adequação RAND/UCLA e revisão sistemática da literatura, o MAGIC oferece uma metodologia para determinar se o acesso venoso central é apropriado.

O cateter central inserido perifericamente (PICC) é clinicamente apropriado com base no risco versus benefício do dispositivo, sem levar em conta o custo. Como o MAGIC cobre vários dispositivos, fornece recomendações clínicas fáceis de adaptar e foca nos principais fatores associados aos resultados do dispositivo, os critérios repercutiram em vários provedores clínicos, incluindo enfermeiros de time de acesso vascular[20], médicos de cuidados intensivos e médicos hospitalistas. Além disso, estudos realizados em ambientes hospitalares reais validaram MAGIC demonstrando uma redução no uso inadequado de PICCs e uma tendência a uma redução nas complicações gerais, bem como uma melhor seleção global de dispositivos[54].

Embora se concentre em determinar se o uso de um PICC é apropriado ou não, o MAGIC incorpora as decisões de o acesso venoso central ser ou não a escolha ideal em um determinado ambiente. Dessa forma, o MAGIC ajuda a evitar a colocação desnecessária de dispositivos, como PICCs, quando alternativas periféricas podem ser mais apropriadas e seguras para os pacientes.

As recomendações MAGIC usam três critérios que determinam se o acesso venoso central é apropriado em primeiro lugar, incluindo a *indicação* do uso do dispositivo, a *duração do tratamento* proposto e a *natureza da solução a ser infundida (infusato)*. Exemplo, se um infusato for compatível com acesso periférico ou a duração do tratamento for <15 dias, as recomendações do MAGIC sugerem o uso de dispositivos periféricos como cateteres intravenosos periféricos ou linhas médias usando ultra-som para orientar a colocação[54].

MAGIC avalia

- Indicação do uso do dispositivo;
- Duração do tratamento;
- Natureza do infusato.

As diretrizes do Centro de Controle de Doenças (CDC) de 2011 com relação ao uso de PICC, recomendam considerar um PICC ou um cateter de linha média (se o acesso central for indicado) sobre um dispositivo periférico quando a duração proposta do tratamento for de seis ou mais dias. No entanto, indicações específicas sobre quando usar um cateter de médio ou longo prazo, ou como selecionar entre um CICC (túnel, porta) e PICC, não são fornecidas[54].

O The Infusion Nursing Standards 2016 enfatiza uma lista baseada em evidências de indicações para o acesso central. As indicações comumente aceitas para a colocação de um dispositivo de acesso venoso central incluem instabilidade clínica, necessidade de monitoramento hemodinâmico, esquemas de infusão complexos, quimioterapia episódica por mais de três meses e terapia de infusão intermitente a longo prazo (por exemplo, tratamento com antibiótico). Estas Normas recomendam considerar um cateter tunelizado para pacientes que se espera que necessitem de terapia de infusão intermitente ou contínua a longo prazo (como nutrição parenteral ou quimioterapia). Embora o nível de detalhe na escolha de um dispositivo seja maior do que as diretrizes do CDC, o The Infusion Nursing Standards não vai tão longe quanto fornecer uma estrutura para escolher entre os vários dispositivos[54].

As diretrizes da Sociedade Europeia para Oncologia Médica (ESMO) para acesso venoso central em pacientes adultos com câncer incluem CICCs e PICCs. Embora a orientação sobre a melhor forma de selecionar um dispositivo em particular nessas populações não seja fornecida, as diretrizes enfatizam o tratamento e a prevenção de infecções e complicações trombóticas, incluindo a possibilidade de evitar PICCs em pacientes com maior risco de trombose.

EQUIPE DE ACESSO VASCULAR

A presença de equipes de acesso vascular (muitas vezes compostas por enfermeiros exclusivos) para orientar as decisões para todos os tipos de dispositivos, incluindo cateteres intravenosos periféricos, linhas médias, PICCs e CICCs, está associada à maior adesão às medidas de prevenção de infecção. Como exemplo, a maioria dos PICCs é colocada por essas equipes de acesso que recebem certificação externa e empregam tecnologia de ponta ao colocar esses dispositivos. Além disso, as equipes de colocação multidisciplinar do PICC são mais rentáveis do que as abordagens lideradas por médicos. É importante ressaltar que os provedores de PICC liderados por enfermeiros, credenciados por agências externas, relatam uma maior implementação de práticas baseadas em evidências do que aqueles que não são credenciados[12,28].

Assim, o apoio institucional a essas equipes e seu uso são importantes na seleção de dispositivos e na segurança do paciente[54].

ANATOMIA PARA COLOCAÇÃO DA PICC

É essencial para realização de inserção PICC o conhecimento da anatomia da pele e do sistema vascular.

A pele é constituída de 2 camadas principais a epiderme mais superficial e a derme subjacente a ela; ambas representam complexa estrutura microscópica.

A derme é formada de tecido conjuntivo e dar suporte aos nervos vasos e folículos pilosos além de reagir aos estímulos dolorosos, alterações de temperatura e sensação de pressão. Repousa sobre a tela subcutânea rica em tecido adiposo a hipoderme

É importante que o enfermeiro tenha total conhecimento da posição anatômica e estruturas dos maiores vasos associado ao sistema venoso central

A drenagem venosa do membro superior é realizada pelos grupos superficial e profundo dos vasos. As veias superficiais estão situadas na tela subcutânea, e as veias profundas acompanham as artérias.

As veias basílica e cefálica são consideradas veias superficiais do braço.

A veia basílica drena a extremidade ulnar do arco passa ao longo da face medial do antebraço penetra a fáscia profunda do cotovelo e se une as veias acompanhantes da artéria braquial para formar a veia axilar.

A veia cefálica inicia-se na extremidade radial do arco venoso dorsal da mão, ascende ao longo da face lateral do braço dentro da fáscia superficial e então penetra a fáscia profunda para desembocar na veia axilar logo distal a clavícula.

A veia cubital é uma anastomose obliqua altamente variável, entre as veias basílica e cefálica e a veia axilar forma-se da união das veias basílica e braquial e sua continuação constituirá a veia subclávia.

TIPOS E COMPOSIÇÃO/ MATERIAL

Esses cateteres são flexíveis, radiopacos, de paredes lisas, homogêneas e fabricados de poliuretano ou silicone. Eles estão disponíveis em tamanhos variados, com um ou vários lúmens e podem ser valvulados (proximal ou distal) ou não valvulados.

O poliuretano é um material mais resistente, logo apresenta menor potencial de ruptura do cateter. Entretanto, apresentam um risco trombose o maior em comparação com cateteres de silicone, por ex. hematológico malignidades. Desse modo deve-se pesar sempre o risco benefício (Figura 10.1 e 10.2).

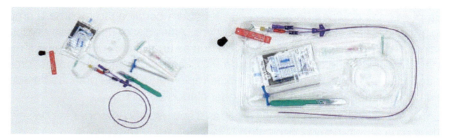

Figura 10.1 – Cateter central de inserção periférica.
Fonte: Arquivos dos autores.

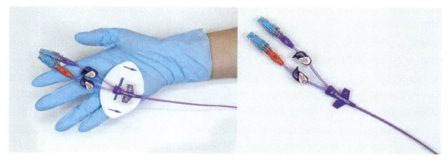

Figura 10.2 – Cateter venoso central - Power PICC Duplo Lúmen com fixador sem sutura com conectores valvulados sistema fechado.
Fonte: Arquivos dos autores.

LOCAL DE INSERÇÃO DO CATETER

Os locais de inserção dos PICCs mais comuns estão nas extremidades superiores, as veias basílica, cefálica e braquial. Dentre elas, por oferecer maior diâmetro, com menos complicaçoes e entrada não tortuosa na veia subclávia, prefere-se a basílica (Figura 10.3).

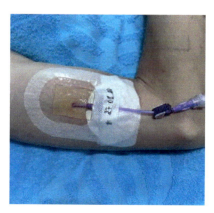

Figura 10.3 – PICC e cobertura estéril.
Fonte: Arquivos dos autores.

Por meio da delimitação de 3 zonas acima da prega antecubital de 7 cm cada, sob orientação ultrassonográfica, Robert B Dawson delimitou que a zona ideal a ser puncionada encontra-se a aproximadamente 12 cm do epicôndilo medial, região onde a veia basílica estaria mais superficial em relação ao plano da pele. Os locais de punção em extremidades inferiores devem ser evitados.

LOCALIZAÇÃO DO CATETER

A localização mais apropriada para a ponta dos PICCs é o terço inferior da veia superior cava (SVC), próximo à junção da VCS e do átrio direito. Essa localização deve ser confirmada radiologicamente ou através da navegação do cateter em tempo real e a confirmação da ponta do cateter em posição ideal pelo eletrocardiograma.

TÉCNICA DE SELDINGER MODIFICADA

Para inserção da PICC é necessário primeiramente avaliar as indicações do procedimento. Orientar o paciente em relação ao as vantagens e possíveis complicações do procedimento, realizado em impresso específico confeccionado pela instituição.

A inserção do PICC deve seguir a seguinte ordem:
- Orientar o paciente em relação as vantagens e possíveis complicações (Termo de Consentimento);
- Identificação da veia apropriada e zona ideal;
- Posicionamento do paciente;
- Verificação da medida do comprimento do cateter;
- Paramentação;
- Colocação de campos estéreis;
- Antissepsia;
- Lubrificação do cateter com solução salina;
- Aplicação de torniquete e preparo do conjunto introdutor;
- Execução da venopunção;
- Remover a seringa da agulha;
- Fazer a inserção do guia através da agulha;
- Remover a agulha;
- Introduzir o dilatador através do guia;
- Remover o dilatador;
- Introduzir o cateter através do guia;
- Testar a permeabilidade do cateter;
- Fixação do cateter;
- Limpeza do local;
- Curativo;
- Radiografia de controle.

CUIDADOS E MANUTENÇÃO DO CATETER

Os cateteres PICC devem ser manipulados apenas por profissionais habilitados e/ou com conhecimento específico em cuidados e manutenção do dispositivo. O PICC deve ser lavado sob técnica de *flushing em turbilhonamento* (pressão positiva), técnica que previne o retorno de sangue para o interior do cateter, quando sua ponta é aberta. O objetivo é manter a pressão da seringa no interior do cateter, formando uma coluna de líquido sob pressão positiva. Enquanto infundir o último ml de solução, fechar o clamp devagar e simultaneamente, para criar e manter a pressão positiva no interior do cateter. Deve-se utilizar uma seringa de 10 mL com soro fisiológico 0,9% ou seringa preenchida com solução salina antes, entre e após as medicações administradas, realizar técnica em cada lúmen, evitando assim oclusões ou semi-oclusões por precipitação medicamentosa ou trombóticas (Figura 10.4).

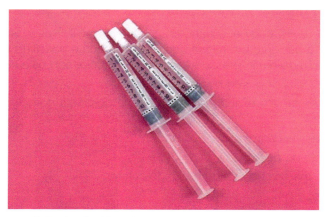

Figura 10.4 – Seringas salinizadas flushing de cateteres.
Fonte: Arquivos dos autores.

SEMPRE higienizar as mãos antes de manipular o cateter.

Realizar antissepsia do hub (torneirinha) técnica "Scrub the hub" (por 15s com antisséptico alcoólico) ou com álcool 70% antes da infusão de qualquer solução (Figura 10.5).

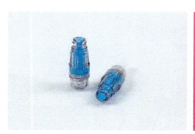 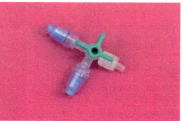

Figura 10.5 – A) Conector valvulado - Luer Lock - Sistema Fechado; B) Torneirinha de 3 vias com conector valvulado - Luer Lock.
Fonte: Arquivos dos autores.

Troca do curativo

O primeiro curativo deve ser realizado com gaze ou curativo transparente. Este deverá ser trocado conforme protocolo institucional (24 h ou antes se sujidade ou soltando). Os curativos subsequentes serão trocados a cada 7 dias (ou antes se sujidade ou soltando) e devem ser realizados da seguinte forma: realizar antissepsia com clorexidina (aquosa ou alcoólica) e ocluir com filme transparente ou impregnados com placa de clorexidina.

Substituição das tampas e conexões

- Seguir protocolo institucional;
- Trocar a tampa sempre que a mesma se perder ou contaminar por algum motivo, após infusão de hemocomponentes e NPP;
- Trocar equipos parenterais a cada 72 horas, fotoprotetor para NPP a cada término de bolsa, macrogotas 24 h e infusões intermitentes a cada uso;
- Utilizar técnica asséptica quando manipular o cateter;
- Utilizar, sempre que possível, o sistema Luer Lock para prevenir acidentes decorrentes de uma desconexão acidental.
- Desobstrução do cateter: As obstruções de cateteres podem ser trombóticas e não trombóticas. Oclusões trombóticas ocorrem por conta da formação de trombos no interior ou ao redor da extremidade distal/ponta do cateter.
- Oclusões não trombóticas podem refletir obstruções mecânicas, precipitações de drogas ou resíduos de lipídeos no interior do cateter. A cristalização de misturas de NPT e incompatibilidades entre droga – droga ou droga – solução também é causa comum de obstruções não trombóticas. Pode-se dar também por curativo errado. Em ambos os casos, a melhor maneira de solucionar o problema é a prevenção.
- Possíveis causas de obstrução: Problemas na manutenção do cateter (lavagem e ou heparinização);
- Formação de bainha de fibrina na extremidade distal do cateter (efeito flap);
- Oclusão por coágulo, acúmulo de lipídios ou precipitação de drogas;
- Clamp fechados/dobras no cateter.
- Ao perceber cateter resistente, não forçar a lavagem e deve-se acionar a enfermeira de plantão para avaliação imediata.

Fixação segura

A fixação segura baseia-se nas recomendações nacionais como: ANVISA (agencia nacional de vigilância sanitária) e internacionais como o INS (Infusion Nurses Society) e do CDC (Centers for Disease Control and Prevention), entidades que direcionam e amparam todo o manuseio (punção, fixação, manutenção e retirada) do dispositivo endovenoso, com o objetivo de tornar essa prática segura, diminuir a re-punção, infecção, custos, garantindo a qualidade da assistência e sobretudo conforto e segurança ao paciente.

O propósito da cobertura estéril para cateteres periféricos é proteger o sítio de punção e minimizar a possibilidade de infecção por meio da interface entre a superfície do cateter e a pele. Portanto, a cobertura deve ser estéril podendo ser semi oclusiva (gaze ou fixador) ou membrana transparente semipermeável – MTS (ANVISA, 2010).

As membranas ou filmes de poliuretano são coberturas de natureza química, transparente, elástica e estéril, podendo ser impermeáveis ou semipermeáveis, permitindo assim, a liberação de gases e a evaporação de água. São barreiras bacterianas e virais.

Os protocolos devem conter as recomendações necessárias para controle dos acessos venosos, levando-se em consideração quatro conceitos: estabilização do cateter, cobertura estéril, visualização e segurança (Figura 10.3 e 10.6).

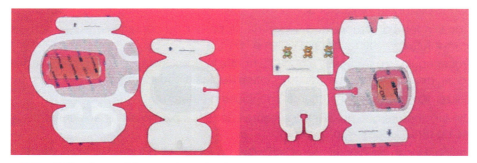

Figura 10.6 – A) Fixador estéril com placa de clorexidina para cateter central adulto com visualização sítio inserção (ex.: CVC, PICC). B) Fixador estéril com placa de clorexidina para cateter central pediátrico com visualização sítio inserç**ão.**

Os cateteres devem sempre ser instalados por profissionais capacitados e com indicação diagnóstica e/ou terapêutica. A estabilização deve garantir o bom funcionamento, não interferindo na manipulação, acessibilidade e monitorização do sítio de inserção. A utilização da fixação sem sutura para cateteres PICC é inovação. Desenvolvido para reduzir as complicações potenciais associadas a fixação com suturas. Contém abas adesivas e postes deslizantes para melhorar o conforto e a segurança do paciente, eliminando a necessidade de fixar cateteres com sutura para redução de complicações e infecções. Garantindo a estabilização e segura do dispositivo (Figura 10.7).

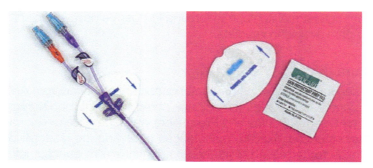

Figura 10.7 – A) Cateter Venoso Central - Power PICC Duplo Lúmen com fixador sem sutura com conectores valvulados sistema fechado; B) Fixador e Estabilizado sem suturra.
Fonte: Arquivos dos autores.

RETIRADA DA PICC

A retirada de um cateter central de inserção periférica (PICC) é um procedimento simples e indireto, entretanto deve obedecer a alguns cuidados:
- Higiene das mãos e uso de luvas estéreis;
- Limpar completamente o local com clorexidina alcoólica e deixar secar antes de remover cateter;
- A simples tração do médico pode remover o cateter. Remover vagarosamente de forma paralela a pele, movendo-o para fora com movimentos curtos, suaves e regulares;
- Na remoção, verificar visualmente a integridade do cateter para garantir que a ponta esteja presente e não ocorreu nenhuma quebra;
- Aplicar curativo oclusivo sobre o sítio de punção;
- O cateter deve ser medido e o seu comprimento documentado e comparado relação ao comprimento documentado na inserção.

INDICAÇÕES PARA RETIRADA DE PICC

As indicações para remoção do PICC são similares as de outros cateteres centrais e leva em consideração as indicações relacionadas a equipe médicas, o paciente e ao próprio cateter:
- Processo infeccioso ou inflamatório no sítio do cateter;
- Exteriorização de grande parte do PICC, ficando sua parte distal fora da área central;
- Ruptura do cateter;
- Decisão do paciente;
- Término do tratamento.

O USO DA USTRASSONOGRAFIA

Estabelecer acesso venoso é extremamente importante e, às vezes, é tecnicamente desafiador. Entre as muitas indicações para a ultrassonografia à beira do leito, a colocação de cateter venoso guiado por ultrassonografia é bem descrita e cada vez mais utilizada[30,52].

A localização da veia estática e/ou a orientação dinâmica da ultrassonografia é útil para identificar ou confirmar um local de veia patente antes da colocação de cateter central ou cateter central de inserção periférica (PICC) ou para estabelecer acesso intravenoso periférico em adultos e crianças quando a dificuldade é esperada ou quando a técnica cega tradicional falhou[15].

Uma revisão sistemática identificou sete estudos (adultos e crianças) usando ultrassom para auxiliar na colocação de cateteres intravenosos periféricos.

Nessa revisão a canulação bem-sucedida (relatada em seis ensaios) foi mais frequente com a orientação ultrassonográfica, em comparação com nenhuma orientação ultrassonográfica (79 versus 62%; odds ratio 2,42, 95% IC 1,25-4,68). Não houve diferenças no tempo para a canulação bem sucedida (cinco ensaios) ou número de punções cutâneas percutâneas (quatro ensaios)[17].

Uma revisão sistemática separada que realizou uma análise conjunta de quatro ensaios em adultos encontrou um número reduzido de tentativas[24].

Com base nesses achados, sugerimos que, quando o time de acesso vascular especializado em equipamentos e operadores estiver disponível, os adultos com acesso vascular difícil devem ser submetidos à colocação de cateter intravenoso periférico usando orientação dinâmica por ultrassonografia, em vez de uma técnica cega.

COMPLICAÇÕES

A. Trombose

Devido à facilidade de inserção através das veias periféricas da extremidade superior, o uso do cateter central de inserção periférica (PICC) tornou-se cada vez mais popular. Embora a via de inserção dos PICCs evite complicações como pneumotórax ou lesão dos vasos do pescoço e tórax, os PICCs estão associados a complicações importantes[13].

O principal entre estes é um risco aumentado de trombose venosa profunda (TVP)[6,24]. Algumas estimativas sugerem que os PICCs são responsáveis por mais de um terço de todas as DVTs dos membros superiores, sugerindo que as veias do braço são talvez os locais mais trombóticos nos quais um cateter venoso central pode ser colocado[33].

Mesmo quando usados para tratamento de curta (ou média) dias, os PICCs apresentam um risco substancial de trombose que deve ser cuidadosamente considerado antes do uso[42,57,56].

PICCs parecem estar associados com um risco maior de trombose venosa geral (trombose superficial e profunda) em comparação com cateteres centralmente inseridos (CICCs; incluindo portas), particularmente naqueles que estão gravemente doentes ou que têm malignidade. A incidência de trombose venosa profunda (TVP) para PICCs é entre 5 e 15 % para pacientes hospitalizados e 2 e 5 % para pacientes ambulatoriais.

Estudos que rastreiam TVP relacionada ao PICC usando vigilância semanal, independentemente da presença de sintomas, relatam taxas de TVP tão altas quanto 33%[8].

O Medical Inpatients and Thrombosis (MITH) foi um estudo de caso-coorte no qual todos os casos de tromboembolismo venoso em uma única instituição de 2000 a 2009 foram pareados 1: 2 com pacientes que não apresentavam tromboembolismo venoso. As incidências cumulativas para DVTs nos membros superiores foram de 0,2, 4,8 e 8,1 por 1000 internações para cateteres venosos centrais, CICCs e PICCs, respectivamente.

Fatores de risco para Trombose

Os fatores de risco associados à trombose do PICC podem ser categorizados como fatores relacionados ao paciente, ao provedor e ao dispositivo[13].

A melhor maneira de evitar TVP é evitar um dispositivo, a menos que seja absolutamente necessário.

Fatores relacionados ao paciente: História pregressa de TVP (especialmente se tal evento ocorreu em 30 dias), obesidade, neoplasias hematológicas, doença crítica e comorbidades como diabetes e doença pulmonar obstrutiva têm sido relacionadas à TVP relacionada ao PICC[3,5,10,11,18,27,35,51].

Fatores relacionados ao dispositivo: O tamanho do cateter, que, por sua vez, está relacionado ao número de lumens do cateter e à localização da ponta do cateter. Assim como os cateteres inseridos centralmente, a incidência de TVP relacionada ao PICC aumenta com o aumento do número de lúmens[11,18,23] e para cateteres do lado esquerdo[36].

O aumento da trombogenicidade dos PICCs é explicado, em parte, pela sua rota de inserção; Os PICCs são colocados nas veias periféricas menores da extremidade superior, tipicamente no braço (por exemplo, veia braquial, veia basílica), onde ocupam uma fração maior da área da seção transversal da veia. Essa propriedade (denominada relação cateter-a-veia) é um fator-chave associado à TVP relacionada ao PICC. Some-se a isso a lesão endotelial associada à inserção do PICC e o perfil hipercoagulável de pacientes hospitalizados que frequentemente recebem este dispositivo, e os PICCs satisfazem facilmente a tríade de Virchow.

Um estudo prospectivo de coorte sugeriu que a relação ótima entre cateter e veia é < 45 %; isto é, o cateter não deve ocupar mais de 45% do diâmetro do vaso; Os PICCs que não respeitavam essa regra estavam associados a um risco 13 vezes maior de trombose. Assim, a observância da relação cateter-a-veia é um importante fator dependente do provedor associado à trombose. A veia braquial fornece a maior área transversal ao colocar um PICC. Alternativamente, a punção de veias que são mais proximais ao tórax (por exemplo, a veia axilar no sulco deltopeitoral) fornece acesso a vasos de maior calibre e resulta em menores taxas de TVP[55].

Usar o menor número de lúmens e o tamanho do cateter para atender às necessidades clínicas é, portanto, recomendado pela maioria das diretrizes[2,41] e foi demonstrado que evita complicações em vários cenários clínicos[38,40,44,50].

Fatores relacionados ao provedor: A escolha apropriada do paciente, a inserção adequada e o posicionamento são os principais componentes do provedor que contribuem para a incidência de TVP relacionada ao PICC. O uso de ultrassom para a colocação do PICC, uma prática que está associada a menos tentativas de colocação, está associada a menores taxas de TVP relacionada ao PICC, menores taxas de flebite e menores taxas de trombose[25,32].

PICC deve ser evitado ou usados com grande cautela em pacientes com doença renal crônica ou doença renal terminal devido à incidência de estenose venosa periférica e central / trombose que dificulta o acesso futuro à hemodiálise. Como tal, desencorajamos o uso rotineiro de PICCs em pacientes com risco de acesso futuro a hemodiálise[11,16,22,46].

Características clínicas e diagnóstico de Trombose

A maioria das tromboses relacionadas a cateteres (PICCs e cateteres venosos de inserção central [CICCs]) permanecem clinicamente silenciosas[21].

Estima-se que 3 a 10 % dos pacientes com trombose venosa profunda relacionada ao PICC (TVP) apresentem sintomas. O diagnóstico de trombose relacionada ao PICC deve, portanto, ser guiado pela suspeita clínica, que, por sua vez, pode ser avaliada por meio de modelos de predição de risco.

A maioria dos eventos ocorre nos primeiros 7 a 14 dias após inserção do cateter e se acumula à medida que o tempo de permanência do cateter aumenta[10].

A oclusão completa ou parcial, ou dificuldade de infusão ou aspiração do PICC, não é necessariamente um sinal de trombose relacionada ao PICC.

O termo trombose do cateter deve ser reservado para quando se tem evidência por imagem de trombose envolvendo a veia na qual o cateter reside.

A maior parte da TVP relacionada ao PICC não ocorre no local da inserção, mas nas veias profundas da extremidade superior, tipicamente na junção das veias axilar e subclávia. A trombose da veia superficial (vermelhidão, dor e inchaço no local da punção cutânea e entrada do cateter) foi uma ocorrência comum entre PICCs de gerações mais antigas, feitos de silicone e inseridos sem orientação por ultrassom. É menos comum com dispositivos mais novos que são de poliuretano, colocados usando orientação por ultrassom.

Os pacientes frequentemente se queixam de dor no braço ou antebraço ou inchaço no contexto de trombose venosa central. A medida da circunferência do membro (que deve ser documentada no início quando um PICC é colocado) é uma maneira objetiva e útil de avaliar um aumento no perímetro. À medida que a trombose progride, a dilatação das veias da extremidade superior, tórax e pescoço pode resultar à medida que colaterais se desenvolvem para contornar a obstrução[55].

A embolia pulmonar (EP) é rara com TVP relacionada ao PICC[22]

Como é o caso da maioria das TVP, o diagnóstico de TVP relacionada ao PICC é melhor feito por ultrassonografia com compressão ou ultrassonografia com Doppler ou duplex para tromboses nos membros superiores. Trombo visível na veia em que reside um cateter, ausência de compressibilidade ou reversão do fluxo sanguíneo são achados radiográficos comumente relatados no contexto de TVP relacionada ao PICC. Há revisão sistemática que apresentou uma sensibilidade de 97% e especificidade de 96% de ultrassom de compressão.

No entanto, o desempenho cai significativamente para tromboses centrais envolvendo as veias subclávia ou torácica, quando as estruturas anatômicas e a profundidade do vaso limitam a compressão e a visualização. Se a suspeita de TVP permanecer alta apesar de ultrassonografias negativas, testes adicionais são recomendados usando venografia[55].

Tratamento das Tromboses associadas ao PICC

O tratamento da trombose relacionada ao PICC inclui cuidados sintomáticos anticoagulação e possivelmente trombólise. Os cuidados sintomáticos incluem elevação das extremidades, compressas quentes ou colaterais e agentes anti-inflamatórios não esteroides (AINEs) orais. A remoção do cateter dependerá da funcionalidade do mesmo e se de fato há necessidade[55].

A resolução da trombose é mais rápida se o cateter PICC puder ser removido enquanto a anticoagulação é instituída. No entanto, a remoção e reinserção de um cateter na extremidade superior contralateral é insensata, pois é sabidamente associada ao alto risco de trombose recorrente. Uma exceção importante é se o PICC não for funcional, pois a remoção pode ajudar na resolução da trombose e evitar complicações, como a bacteremia, que pode ocorrer no contexto de trombose. A remoção do PICC deve ser considerada se os sintomas persistirem apesar da anticoagulação sistêmica ou se a trombose estiver associada à bacteremia.

B. INFECÇÃO

Dados da diminuição do risco de infecção da corrente sanguínea associada a cateter com PICCs em comparação com cateteres centrais não é algo comum na literatura, especialmente entre pacientes hospitalizados[1].

Uma revisão sistemática e metanálise de literatura foi publicada em 2013 avaliando o risco de CLABSI (Infecções da corrente sanguínea associadas à linha central) em adultos, tanto em pacientes hospitalizados quanto ambulatoriais, entre usuários de PICC e CVCs[21].

Constatou-se um risco 10 vezes maior de CLABSI entre pacientes hospitalizados (5,2%) do que entre pacientes ambulatoriais que receberam PICCs (0,5%). Além disso, os pacientes hospitalizados que foram submetidos à colocação do PICC apresentaram, estatisticamente, taxas semelhantes de CLABSI em comparação aos submetidos a CVCs.

Por outro lado, paciente ambulatoriais apresentaram menor porcentagem de eventos CLABSI com PICC (0,5%) do que com CVCs (2,1%). Esses achados ressaltam o papel dos fatores do paciente e do dispositivo no desenvolvimento de CLABSI e sugerem cautela ao colocar PICCs em pacientes hospitalizados para indicações inapropriadas

Por que os PICCs podem representar um risco diferencial de infecção no ambiente hospitalar do que no ambulatório? Acredita-se que as CLABSI ocorram pela migração extraluminal de bactérias do local de entrada da pele, formando uma massa crítica na ponta do cateter. Como os PICCs são mais longos e as bactérias precisam viajar mais, teoricamente são esperadas taxas mais baixas de CLABSI.

No entanto uma proporção considerável de CLABSI também é causada por manipulação de hubs, com bactérias migrando intra e não extraluminalmente. Essa rota de infecção está mais implica nos CVCS de longo prazo. Os PICCs situam-se na linha entre os dispositivos de curto e longo prazo, de tal forma que as rotas intra e extraluminal tornam-se relevantes em CLABSI relacionadas a esses dispositivos.

Essas análises mostraram que pacientes hospitalizados que receberam PICCs apresentaram CLABSI em taxas que não foram diferentes daquelas associadas a outros CVCs. Em uma era de crescente utilização do PICC em regime de internação, essa descoberta é oportuna e exige um exame detalhado da necessidade e adequação da inserção do PICC.

Primeiramente o estudo enfatiza como a prevenção de CLABSI relacionada ao PICC em pacientes hospitalizados deve ser abordada com o mesmo direcionamento, intensidade e insights estratégicos que reduziram as taxas de ICSAC nas UTIs. Especificamente, maior uso de listas de verificação de inserção e manutenção, desenvolvimento de diretrizes de adequação para garantir a colocação adequada e a remoção oportuna de PICCs para prevenir cateteres-dias ociosos necessitam de maior atenção em ambientes que não são de UTI. Segundo, porque cuidados homogêneos equipes estão cada vez mais difícil de montar nestas áreas, os estudos que especificamente avaliam o papel de novas tecnologias e práticas, tais como curativo local impregnada de clorexidina ou

PICCs antimicrobianos, são necessários na batalha contra CLABSI em ambientes que não são de UTI.

Essas abordagens tecnológicas podem fornecer importantes camadas de reforço contra CLABSI em ambientes que não são de UTI, especialmente quando o uso de PICCs aumenta nessas áreas. Terceiro, porque o risco de CLABSI associado a CVCs e PICCs parece ser similar em pacientes hospitalizados, expansão de práticas e campanhas como descontaminação de hubs e "scrub the hub" devem ser especificamente direcionadas para PICCs.

Finalmente, notamos que os PICCs continuam a parecer seguros em ambientes ambulatoriais quando usados em populações ambulatoriais mais saudáveis para indicações apropriadas. Esforços contínuos para educar os pacientes sobre cuidados com o cateter, incluindo acesso asséptico, técnicas de lavagem e reconhecimento precoce de sinais de alerta, são importantes para manter esse curso.

Em conclusão, quando colocados em pacientes hospitalizados, PICCs estão associados com um risco de CLABSI que espelha a dos CVCs. A supervisão política e processual da inserção e manutenção do PICC nessas sessões é comprovada. Estudos futuros investigando a patogênese, a prática de inserção e a eficácia comparativa de estratégias de prevenção para CLABSI relacionadas ao PICC em ambientes, que não são de UTI, são necessários para melhorar a segurança do paciente[21].

REFERÊNCIAS

1. Alan C Heffner, MD, Mark P Androes, MD. Overview of central venous access. Update [periódicos na internet]. 2018 [acesso em 24 out 2018]; disponível em https://www.uptodate.com/contents/overview-of-central-venous-access?search=PICC&source=search_result&selectedTitle=2~58&usage_type=default&display_rank=2#H177530200
2. American Society of Anesthesiologists Task Force on Central Venous Access, Rupp SM, Apfelbaum JL, et al. Practice guidelines for central venous access: a report by the American Society of Anesthesiologists Task Force on Central Venous Access. Anesthesiology 2012; 116:539.
3. Aw A, Carrier M, Koczerginski J, et al. Incidence and predictive factors of symptomatic thrombosis related to peripherally inserted central catheters in chemotherapy patients. Thromb Res 2012; 130:323.
4. Bonassa EMA, Santana TR. Enfermagem em terapêutica oncológica. 3ª ed. São Paulo: Atheneu; 2005.
5. BRASIL. Ministério da Saúde. ANVISA. Medidas de Prevenção de Infecção Relacionada à Assistência à Saúde, 2017.
6. Bonizzoli M, Batacchi S, Cianchi G, et al. Peripherally inserted central venous catheters and central venous catheters related thrombosis in post-critical patients. Intensive Care Med 2011; 37:284.
7. Chemaly RF, de Parres JB, Rehm SJ, et al. Venous thrombosis associated with peripherally inserted central catheters: a retrospective analysis of the Cleveland Clinic experience. Clin Infect Dis 2002; 34:1179.
8. Chopra V, Anand S, Krein SL, et al. Bloodstream infection, venous thrombosis, and peripherally inserted central catheters: reappraising the evidence. Am J Med 2012; 125:733.
9. Chopra V, Anand S, Hickner A, et al. Risk of venous thromboembolism associated with peripherally inserted central catheters: a systematic review and meta-analysis. Lancet 2013; 382:311.

10. Chopra V, Flanders SA, Saint S, et al. The Michigan Appropriateness Guide for Intravenous Catheters (MAGIC): Results from a Multispecialty Panel Using the RAND/UCLA Appropriateness Method. Ann Intern Med 2015; 163: S1.
11. Chopra V, Fallouh N, McGuirk H, et al. Patterns, risk factors and treatment associated with PICC-DVT in hospitalized adults: A nested case-control study. Thromb Res 2015; 135:829.
12. Chopra V, Kaatz S, Conlon A, et al. The Michigan Risk Score to predict peripherally inserted central catheter-associated thrombosis. J Thromb Haemost 2017; 15:1951.
13. Chopra V, Kuhn L, Vaughn V, et al. CE: Original Research: Does Certification in Vascular Access Matter? An Analysis of the PICC1 Survey. Am J Nurs 2017; 117:24.
14. Chopra V, Ratz D, Kuhn L, et al. Peripherally inserted central catheter-related deep vein thrombosis: contemporary patterns and predictors. J Thromb Haemost 2014; 12:847.
15. Chopra V, O'Horo JC, Rogers MA, et al. The risk of bloodstream infection associated with peripherally inserted central catheters compared with central venous catheters in adults: a systematic review and meta-analysis. Infect Control Hosp Epidemiol 2013; 34:908.
16. Dangelo JG e Fantini CA. Anatomia humana básica. 2 ed. 2002
17. DI SANTO, Marcelo Kalil et al. Cateteres venosos centrais de inserção periférica: alternativa ou primeira escolha em acesso vascular?. J. vasc. bras., Porto Alegre, v. 16, n. 2, p. 104-112, June 2017 . Available from <http://www.scielo.br/scielo.php?script=sci_arttext&pid=S1677-54492017000200104&lng=en&nrm=iso>. access on **24** Oct. 2018. http://dx.doi.org/10.1590/1677-5449.011516
18. Doniger SJ, Ishimine P, Fox JC, Kanegaye JT. Randomized controlled trial of ultrasound-guided peripheral intravenous catheter placement versus traditional techniques in difficult-access pediatric patients. Pediatr Emerg Care 2009; 25:154.
19. Drew DA, Weiner DE. Peripherally Inserted Central Catheters (PICCs) in CKD: PICC'ing the Best Access for Kidney Disease Patients. Am J Kidney Dis 2016; 67:724.
20. Egan G, Healy D, O'Neill H, et al. Ultrasound guidance for difficult peripheral venous access: systematic review and meta-analysis. Emerg Med J 2013; 30:521.
21. Evans RS, Sharp JH, Linford LH, et al. Risk of symptomatic DVT associated with peripherally inserted central catheters. Chest 2010; 138:803.
22. Gomella TL. Neonatologia: manijo, procedimento, problemas no plantão, doenças e farmacologia neonatal. 5 ed Porto Alegre: Artmed;2006
23. Gorski LA. New Research Providing Direction for Vascular Access Device Decision Making. J Infus Nurs 2015; 38:388.
24. Grant JD, Stevens SM, Woller SC, et al. Diagnosis and management of upper extremity deep-vein thrombosis in adults. Thromb Haemost 2012; 108:1097.
25. Greene MT, Flanders SA, Woller SC, et al. The Association Between PICC Use and Venous Thromboembolism in Upper and Lower Extremities. Am J Med 2015; 128:986.
26. Grove JR, Pevec WC. Venous thrombosis related to peripherally inserted central catheters. J Vasc Interv Radiol 2000; 11:837.
27. Heinrichs J, Fritze Z, Vandermeer B, et al. Ultrasonographically guided peripheral intravenous cannulation of children and adults: a systematic review and meta-analysis. Ann Emerg Med 2013; 61:444.
28. Jeremiah J Sabado, MD. Principles of ultrasound-guided venous access. Update [periódicos na internet]. 2018 [acesso em 26 out 2018]; disponível em https://www.uptodate.com/contents/principles-of-ultrasound-guided-venous-access?search=Ultrasonography-guided%20peripheral%20intravenous&source=search_result&selectedTitle=2~150&usage_type=default&display_rank=2&id=principles-of-ultrasound-guided-venous-access&languageCode=en
29. Johansson E, Hammarskjöld F, Lundberg D, Arnlind MH. Advantages and disadvantages of peripherally inserted central venous catheters (PICC) compared to other central venous lines: a systematic review of the literature. Acta Oncol 2013; 52:886.

30. Katheria AC, Fleming SE, Kim JH. A randomized controlled trial of ultrasound-guided peripherally inserted central catheters compared with standard radiograph in neonates. J Perinatol 2013; 33:791. Keyes LE, Frazee BW, Snoey ER, et al. Ultrasound-guided brachial and basilic vein cannulation in emergency department patients with difficult intravenous access. Ann Emerg Med 1999; 34:711.
31. King MM, Rasnake MS, Rodriguez RG, et al. Peripherally inserted central venous catheter-associated thrombosis: retrospective analysis of clinical risk factors in adult patients. South Med J 2006; 99:1073.
32. Krein SL, Kuhn L, Ratz D, et al. The relationship between perceived role and appropriate use of peripherally inserted central catheters: A survey of vascular access nurses in the United States. Int J Nurs Stud 2017; 71:28.
33. Kurul S, Saip P, Aydin T. Totally implantable venous-access ports: local problems and extravazation injury. Lancet Oncol. 2002; 3:684-93.
34. Levy JA, Noble VE. Bedside ultrasound in pediatric emergency medicine. Pediatrics 2008; 121: e1404.
35. Liem TK, Yanit KE, Moseley SE, et al. Peripherally inserted central catheter usage patterns and associated symptomatic upper extremity venous thrombosis. J Vasc Surg 2012; 55:761.
36. Li J, Fan YY, Xin MZ, et al. A randomised, controlled trial comparing the long-term effects of peripherally inserted central catheter placement in chemotherapy patients using B-mode ultrasound with modified Seldinger technique versus blind puncture. Eur J Oncol Nurs 2014; 18:94.
37. Malinoski D, Ewing T, Bhakta A, et al. Which central venous catheters have the highest rate of catheter-associated deep venous thrombosis: a prospective analysis of 2,128 catheter days in the surgical intensive care unit. J Trauma Acute Care Surg 2013; 74:454.
38. MARTIN, L.G.R.; SEGRE, C. A. M. Manual Básico de Acessos Vasculares. São Paulo: Atheneu, 2010.
39. Martyak M, Kabir I, Britt R. Inpatient Peripherally Inserted Central Venous Catheter Complications: Should Peripherally Inserted Central Catheter Lines Be Placed in the Intensive Care Unit Setting? Am Surg 2017; 83:925.
40. Marnejon T, Angelo D, Abu Abdou A, Gemmel D. Risk factors for upper extremity venous thrombosis associated with peripherally inserted central venous catheters. J Vasc Access 2012; 13:231.
41. McAuliffe E, O'Shea S, Khan MI. PO-02 - Retrospective audit of the Peripherally Inserted Central Catheter (PICC) associated thrombosis in patients with haematological malignancies at Cork University Hospital. Thromb Res 2016; 140 Suppl 1: S176.
42. Mermis JD, Strom JC, Greenwood JP, et al. Quality improvement initiative to reduce deep vein thrombosis associated with peripherally inserted central catheters in adults with cystic fibrosis. Ann Am Thorac Soc 2014; 11:1404.
43. Moore KL et al. Anatomia Orientada para Clínica. 7 ed. 2014
44. O'Brien J, Paquet F, Lindsay R, Valenti D. Insertion of PICCs with minimum number of lumens reduces complications and costs. J Am Coll Radiol 2013; 10:864.
45. O'Grady NP, Alexander M, Burns LA, et al. Summary of recommendations: Guidelines for the Prevention of Intravascular Catheter-related Infections. Clin Infect Dis 2011; 52:1087.
46. Periard D, Monney P, Waeber G, et al. Randomized controlled trial of peripherally inserted central catheters vs. peripheral catheters for middle duration in-hospital intravenous therapy. J Thromb Haemost 2008; 6:1281.
47. Phillips LD. Manual de Terapia Intravenosa. 2 ed Porto Alegre Artmed; 2001
48. Ratz D, Hofer T, Flanders SA, et al. Limiting the Number of Lumens in Peripherally Inserted Central Catheters to Improve Outcomes and Reduce Cost: A Simulation Study. Infect Control Hosp Epidemiol 2016; 37:811.

49. Secoli SR, Kishi HM, Carrara D. Inserção e manutenção do PICC: aspectos da prática clínica de enfermagem em oncologia. Prática Hospitalar. 2006;7(47):155-62.
50. Shingarev R, Allon M. Peripherally inserted central catheters and other intravascular devices: how safe are they for hemodialysis patients? Am J Kidney Dis 2012; 60:510.
51. Silva GRG, Nogueira MFH. Terapia Intravenosa em recém-nascidos. Orientação para os cuidados de enfermagem. Rio de Janeiro: Cultura Médica; 2004
52. Simonov M, Pittiruti M, Rickard CM, Chopra V. Navigating venous access: a guide for hospitalists. J Hosp Med 2015; 10:471.
53. Sociedade Brasileira de enfermeiros de Terapia intensiva (SOBETI) Curso de Qualificacao em inserção, utilização e Cuidados com cateter Venoso Central de Inserção Periferica- CCIP- Neonatologia/ Pediatria. São o Paulo, 2004.
54. Swaminathan L, Flanders S, Rogers M, et al. Improving PICC use and outcomes in hospitalised patients: an interrupted time series study using MAGIC criteria. BMJ Qual Saf 2018; 27:271.
55. Tran H, Arellano M, Chamsuddin A, et al. Deep venous thromboses in patients with hematological malignancies after peripherally inserted central venous catheters. Leuk Lymphoma 2010; 51:1473.
56. Troianos CA, Hartman GS, Glas KE, et al. Special articles: guidelines for performing ultrasound guided vascular cannulation: recommendations of the American Society of Echocardiography and the Society of Cardiovascular Anesthesiologists. Anesth Analg 2012; 114:46.
57. Viale PH. Complications associated with implantable vascular access devices in the patient with cancer. J Infus Nurs. 2003;26(2):97-102.
58. Vineet Chopra, MD, MSc. Central venous access devices and approach to selection in adults Update [periódicos na internet]. 2018 [acesso em 1 out 2018]; disponível em https://www.uptodate.com/contents/central-venous-access-devices-and-approach-to-selection-in-adults.
59. Vineet Chopra, MD, MSc. Peripherally inserted central catheter (PICC)-related venous thrombosis. Update [periódicos na internet]. 2018 [acesso em 10 set 2018]; disponível em https://www.uptodate.com/contents/peripherally-inserted-central-catheter-picc-related-venous--thrombosis?csi=a7934534-764f-4b80-996e-ef43da416db2&source=contentShare
60. Winters JP, Callas PW, Cushman M, et al. Central venous catheters and upper extremity deep vein thrombosis in medical inpatients: The Medical Inpatients and Thrombosis (MITH) Study. J Thromb Haemost 2015; 13:2155.
61. Woller SC, Stevens SM, Jones JP, et al. Derivation and validation of a simple model to identify venous thromboembolism risk in medical patients. Am J Med 2011; 124:947.

11 Cateteres Venosos de Longa Permanência

Mariana Alves Scocca
Daniela Comelis Bertolin
Allana Meza Veiga Cabral de Sousa Serra Pinto
Camila Baumann Beteli
Sthefano Atique Gabriel

INTRODUÇÃO

Os cateteres venosos centrais de longa permanência (CVC-LP) são utilizados em situações em que há necessidade de acesso prolongado ou definitivo ao sistema vascular, devendo permanecer por meses a anos. Seu surgimento teve início em 1973, quando Broviac criou o primeiro cateter parcialmente implantável. O acesso baseava-se em um cateter de silicone tunelizado que era exteriorizado pela parede anterior do tórax. Além disso, portava um anel de poliéster que, por provocar reação inflamatória, proporcionava melhor fixação do cateter, devido à aderência desse anel ao tecido subcutâneo. Em 1979, Hickman adaptou o dispositivo de Broviac, criando um novo modelo mais calibroso que permitia a realização de plasmaférese e o transplante de medula óssea.

Além do surgimento dos dispositivos parcialmente implantáveis, na mesma década de 1970 houve outro grande passo na evolução dos acessos vasculares devido à criação dos cateteres totalmente implantáveis. Essa modalidade surgiu no início dos anos 1970, quando Belin et al., em 1972, descreveram o implante de um cateter venoso central (CVC) com câmara subcutânea para infusão de nutrição parenteral.

Atualmente, os CVC-LPs são fabricados em silicone ou poliuretano e constituídos de lúmen único ou múltiplo. Podem ser divididos em 2 categorias principais de dispositivos, sendo eles:
- Semi-implantáveis (Hickman®, Broviac®, Permcath®, Split Cath®, Equistream®, entre outros) (Figura 11.1 a 11.2).
- Totalmente implantáveis (Port-a-Cath®, Intra-porth®, Portocat®, Implantofix®, Infuse-aport®, Titânio Dome BD®) (Figura 11.3).

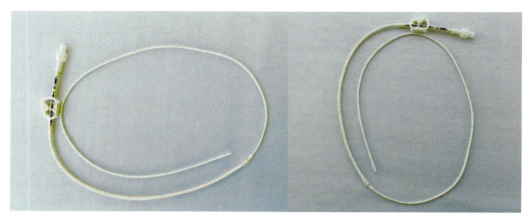

Figura 11.1 – Cateter longa permanência semi-implantável (Hickman®).
Fonte: Arquivos doa autores.

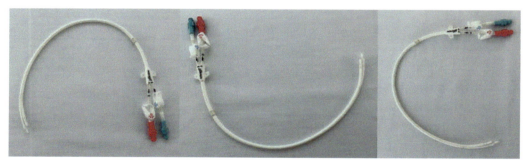

Figura 11.2 – Cateter de hemodiálise de longa permanência (semi-implantável) (Equistream®).
Fonte: Arquivos dos autores.

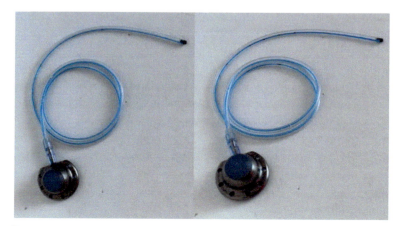

Figura 11.3 – Cateter totalmente implantável (Titânio Dome Groshong®).
Fonte: Arquivo dos autores.

Neste capítulo, discutiremos os principais aspectos relacionados aos cateteres venosos centrais de longa permanência.

INDICAÇÕES

Enquanto o cateter venoso central de curta duração possui uso restrito à internação hospitalar, o CVC-LP não possui tais restrições, tendo sua duração possível por meses a anos. Dessa forma, sua indicação se baseia em tratamentos em que a terapia endovenosa seja prolongada, ou seja, em casos de hemodiálise, hemoterapia, quimioterapia e nutrição parenteral prolongada (NPP).

Em geral, os cateteres semi-implantáveis são indicados aos pacientes em programação de aférese ou que necessitam de hemodiálise por período prolongado e sem a possibilidade de uma fístula arteriovenosa. No que se referem aos cateteres totalmente implantáveis, as principais indicações são: necessidade de acesso venoso frequente, uso de fármacos vesicantes e inadequação do sistema venoso periférico. Assim sendo, sua utilização é quase que exclusiva para o tratamento quimioterápico de pacientes oncológicos.

VANTAGENS

Os cateteres venosos centrais de longa permanência são dispositivos que possuem ampla praticidade na terapêutica e boa segurança no manuseio. Ademais, por serem cateteres tunelizados, têm maior durabilidade, uma vez que o trajeto subcutâneo é fator protetor contra infecções, além de proporcionar melhor fixação do dispositivo.

Em relação aos CVC-LP semi-implantáveis, quando comparados com os cateteres de curta permanência são menos suscetíveis a infecção mesmo possuindo uma parte do dispositivo exteriorizado. Essa vantagem se dá pelo fato dos cateteres semi-implantáveis possuírem um cuff de Dácron capaz de criar uma fibrose ao redor do cateter reduzindo o risco de infecção e de remoção acidental. Dessa forma, concluímos que os cateteres totalmente implantáveis têm índices ainda menores de contaminação, uma vez que não possuem nenhuma parte exteriorizada, permitindo também maior conforto e liberdade para as atividades diárias dos pacientes.

Outras vantagens estão relacionadas ao material de fabricação. Quando fabricados em silicone, há melhor biocompatibilidade e menor risco de provocar trombose. Por outro lado, o cateter de poliuretano tem paredes mais finas, permitindo maior diâmetro de luz interna em relação a um cateter de mesmo diâmetro externo feito em silicone, o que resulta em uma melhor permeabilidade de fluxo e menor risco de obstrução.

TÉCNICA DE IMPLANTE DOS CATETERES VENOSOS CENTRAIS

A implantação dos cateteres venosos centrais de longa permanência deve ser realizada em local apropriado e por uma equipe qualificada, sendo que há necessidade de suporte de imagem com mesa radiotransparente e arco em C, além de monitorização do paciente e preferencialmente guiado por ultrassom. O procedimento, na maioria das vezes, pode ser realizado sob anestesia local associada à sedação, o que garante maior segurança e conforto para o paciente. Por se tratar de operação limpa, não é indicada antibioticoprofilaxia em todos os casos.

A escolha do local de implante deve considerar a veia através da qual será introduzido o cateter e o local em que será criada a loja do reservatório. A preferência é pela introdução em veias que drenam para o sistema da veia cava superior. Algumas possíveis veias para a implantação do cateter são: veia jugular externa, veia cefálica, veia axilar, veia jugular interna, veia subclávia, veia safena interna, veia femoral e em casos excepcionais, através da punção translombar da veia cava inferior.

A técnica de acesso depende do vaso selecionado. Em geral, veias superficiais são acessadas por dissecção, enquanto as profundas são abordadas por punção. Após a definição do local e do tipo de cateter, uma antissepsia rigorosa deverá ser feita na região, com colocação dos campos cirúrgicos. Logo após é realizada a anestesia local com lidocaína sem vasoconstritor.

A seguir, através de uma pequena incisão, a veia é exposta para que seja realizada a sua dissecção ou sua punção. Em seguida, faz-se outra incisão para preparação da loja onde deverá ser feita a exteriorização do cateter, no caso dos semi-implantáveis, ou a implantação do reservatório, no caso dos cateteres totalmente implantáveis. Em ambos os tipos de cateteres há a necessidade de um túnel subcutâneo para a conexão da parte externa ou do receptáculo ao cateter.

Após o preparo adequado da loja, que compreende hemostasia rigorosa para redução dos riscos de infecção, o cateter é passado por trajeto subcutâneo a partir do local de introdução venosa até a loja. Então, por radioscopia, é verificado se a extremidade proximal do cateter está posicionada corretamente na junção átrio-cava e realizado o teste de fluxo/refluxo na inserção dos 2 tipos de cateteres de longa permanência.

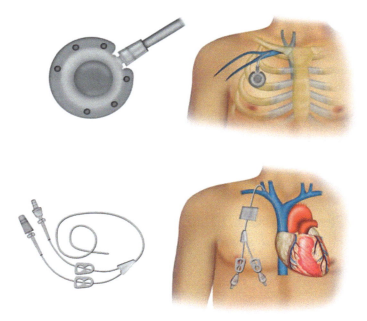

Figura 11.4 – Colocação subcutânea dos cateteres semi – implantáveis ou totalmente implantáveis.

No caso do cateter totalmente implantável, também conhecido como Port, o reservatório é então conectado ao cateter e posicionado no interior da loja, onde é fixado com dois pontos de fio inabsorvível. Antes do fechamento do tecido subcutâneo e da pele, faz-se novo teste de fluxo/refluxo, dessa vez puncionando o reservatório, lavando o cateter com o mínimo de 20 mL de solução fisiológica e infundindo solução de heparina antes da retirada da agulha.

CONTRA INDICAÇÕES

As principais contraindicações dos acessos venosos de longa permanência incluem:
- Doentes com suspeita de infecção ou infecção conhecida;
- Pacientes alérgicos a algum material presente no sistema;
- Pacientes com história de intolerância ao cateter.

Além disso, há as indicações para a retirada do cateter, sendo elas:
- Hemocultura positiva para Staphylococcus aureus e Cândida spp;
- Sepse ou bacteremia persistente após 48 horas de antibioticoterapia adequada;
- Complicações sistêmicas.

POSSÍVEIS COMPLICAÇÕES

As complicações dos CVC-LP podem estar relacionadas ao procedimento do implante, a sua manipulação ou a sua manutenção.

Quanto às intercorrências decorrentes do ato operatório do implante temos: pneumotórax, hemotórax, punção arterial inadvertida, navegação dos dispositivos endovasculares podendo ocasionar perfuração venosa e lesão miocárdica, hematomas e infecções de loja ou trajeto precoces. Em alguns estudos, o auxílio da ultrassonografia eliminou a ocorrência de hemotórax e pneumotórax, além de ter-se associado à punção arterial inadvertida com frequência inferior a 1%.

Em relação às complicações relacionadas à permanência do cateter em si temos a infecção como a mais frequente e a principal causa de retirada precoce, sendo que pode acometer apenas o local do dispositivo ou ser uma infecção de corrente sanguínea.

Há também as complicações não infecciosas, como: trombose venosa profunda; mau funcionamento por falha técnica no implante, posicionamento inadequado da extremidade do cateter, angulação excessiva ou pinçamento do cateter; embolização do cateter; rotação do reservatório; extrusão do reservatório por deiscência da pele; Síndrome de Pinch-off e falhas do material que são difíceis de ocorrer.

REFERÊNCIAS

1. Junior, M. A. N.; Melo, R. C.; Junior, A. M. O. G.; Protta, T. R.; Almeida, C. C.; Fernandes, A. R.; Petnys, A.; Raboni, E. Infecções em cateteres venosos centrais de longa permanência: revisão da literatura. Jornal Vascular Brasileiro, 9 (1): p. 46 – 50, 2010.
2. Miranda, R. B.; Lopes, J. R. A.; Cavalcante, R. N.; Kafejia, O. Perviedade e complicações no seguimento de cateteres venosos totalmente implantáveis para quimioterapia. Jornal Vascular Brasileiro, 7 (4): p. 316 – 320, 2008.

3. Pitta, G. B. B.; Castro, A. A.; Burihan, E. Angiologia e cirurgia vascular: guia ilustrado. Maceió: UNCISAL/ECMAL & LAVA; 2003.
4. Zerati, A.E.; Wolosker, N.; Luccia, N.; Puech-Leão, P. Cateteres venosos totalmente implantáveis: histórico, técnica de implante e complicações. Jornal Vascular Brasileiro, 16 (2): p. 128 – 139, 2017.
5. Pâmela de Paula Moura Pitangui Vicente - Manutenção da perviedade do cateter venoso central de longa permanência em pacientes com neoplasias hematológicas: evidências pela revisão de literatura (TCC).
6. Bruna Angelina Ade Souza; Vanessa Monteiro Vieira - Acesso venoso central através de cateter de longa permanência para hemodiálise em dois grandes centros hemodialíticos em Belém – PA.
7. Karakitsos D, Labropoulos N, De Groot E et al. Real-timeultrasound-guided catheterisation of the internal jugular vein: a prospective comparison with the landmark technique in critical care patients. Crit Care Med 2006;10:R162.
8. Hind D, Calvert N, McWilliams R et al. Ultrasonic locating devices for central venous cannulation: metaanalysis. BMJ 2003;327:631.
9. Randolph AG, Cook DJ, Gonzales CA, Pribble CG. Ultrasound guidance for placement of central venous catheters: a meta-analysis of the literature. Critical Care Medicine 1996;24(12):2053–8.

12

Complicações dos Acessos Vasculares

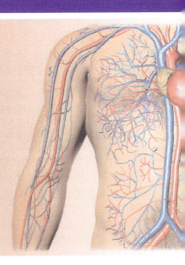

Maria Clara Milan Bianco
Lais Chaud Giraldi
Edmo Atique Gabriel
Camila Baumann Beteli
Sthefano Atique Gabriel

INTRODUÇÃO

A passagem de acesso venoso para a infusão de soluções, como fármacos, fluidos, componentes sanguíneos, nutrição e coleta de amostras de sangue, é de essencial importância para o diagnóstico e tratamento de pacientes com condições clínicas graves.

Os tipos de acessos venosos podem ser indicados de acordo com o tempo e a frequência de uso, conforto e segurança do paciente, e de acordo com a condição da sua rede venosa periférica.

A terapia intravenosa é amplamente aplicada em meios hospitalares, principalmente por meio da utilização de cateter venoso periférico. Todavia, os cateteres venosos podem ocasionar complicações locais e sistêmicas, tais como: flebites, osteomielites, septicemia, celulites, entre outras, que discutiremos a seguir.

Neste capítulo analisamos as complicações relacionadas ao uso de acessos venosos periféricos e centrais.

TIPOS DE CATETERES VENOSOS

Cateteres venosos periféricos são inseridos por punção de veias periféricas, sendo este um procedimento de baixo custo e risco. A durabilidade deste é curta, entretanto, é o mais frequente na prática clínica.

Os cateteres venosos centrais são inseridos por meio da punção de veias centrais como, por exemplo, Subclávia, Jugular Interna e Femoral. A ponta do cateter é posicionada adjacente à junção átrio-caval. O acesso central normalmente é utilizado de modo contínuo em pacientes sob regime de internação hospitalar. Não é aconselhado o uso domiciliar, devido a grandes riscos de infecções.

Os cateteres centrais também podem ser inseridos por meio de punção de veia superficial (Veia Antecubital, Basílica e Cefálica) e, também, por punção da Veia Braquial. Esse acesso é de longa duração, o seu uso pode ser contínuo ou intermitente e, também, pode ser útil em tratamento domiciliar ou em pacientes de regime hospitalar.

Existem também, os cateteres semi-implantáveis e os totalmente implantáveis. Os semi-implantáveis são introduzidos a partir de um orifício de entrada na pele e inseridos por trajeto subcutâneo até o sítio de entrada em uma veia central. O modelo totalmente implantável é conhecido como portocath, implantado através de veia periférica ou central e é conectado a um reservatório fixo sobre a fáscia muscular. Esse tipo de cateter, em comparação aos semi-implantáveis, apresenta menor risco de infecção e maior durabilidade.

COMPLICAÇÕES

Cateteres venosos periféricos

De acordo com a literatura, a maioria das punções foram realizadas na enfermaria e pronto socorro da clínica médica com predominância do sexo masculino e a maioria dos pacientes não apresentou comorbidades. O motivo de internação destes pacientes esteve relacionado a doenças do aparelho digestivo e cardiovascular. Os cateteres foram utilizados, em sua maioria, para a administração de sedativos e analgésicos, e o tempo médio de permanência durou entre 2 a 4 dias, com maior frequência por tempo igual ou superior a 72 horas.

O motivo da retirada de, aproximadamente 56,52% dos cateteres, esteve relacionado a ocorrência de complicações. Dentre estas complicações, o principal relato foi flebite, seguido de infiltração, tração acidental do cateter, obstrução, infecção local, extravasamento e tromboflebite, como observado na Tabela 12.1.

Tabela 12.1 – Principais complicações causadas pelo acesso venoso periférico

Complicação	n (%)
Flebite	36,54%
Infiltração	23,08%
Tração acidental do cateter	17,31%
Obstrução	15,38%
Infecção local	3,85%
Extravasamento	1,92%
Tromboflebite	1,92%

Acesso venoso central

Em relação aos cateteres venosos centrais, destacam-se os acidentes de punção para acesso a uma veia central, como pneumotórax, hemotórax e punção arterial inadvertida. Hematomas e infecções de lojas ou trajeto de inserção do cateter também são eventos adversos observados.

Complicações dos Acessos Vasculares 177

O procedimento de inserção do cateter é realizado embasado em parâmetros anatômicos. Enquanto o risco de pneumotórax nas punções subclávia e jugular chega a 3%, punções acidentais de artérias ocorrem em 5 a 10% dos casos. A partir disso, destacamos a importância da utilização da punção guiada por US como auxílio para minimizar as chances de complicações.

Entre as complicações associadas aos cateteres totalmente implantáveis, podemos citar as infecciosas e as não infecciosas. As complicações infecciosas (compreendendo infecções locais e infecções sistêmicas) são as mais frequentemente relacionadas aos cateteres de longa permanência. Por outro lado, as complicações não infecciosas estão relacionadas a trombose do cateter, mau funcionamento, embolização do cateter, rotação e extrusão do reservatório e falhas do material.

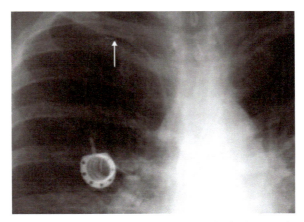

Figura 12.1 – Constrição do cateter (seta) no espaço entra a clavícula e a primeira costela.
Fonte: Zerati, A. E.; Wolosker, N.; Luccia, N.; Puech-Leão, P. Cateteres venosos totalmente implantáveis: histórico, técnica de implante e complicações. 2017.

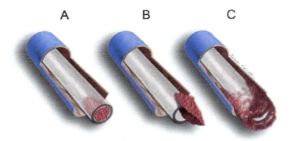

Figura 12.2 – Formação de fibrina na ponta do cateter. (A) Coágulo ou fibrina no interior da luz do cateter; (B) Trombo envolvendo principalmente a área externa do cateter, podendo atuar com mecanismo de válvula, impedindo o refluxo de sangue quando se gera pressão negativa; (C) Trombose envolvendo circunferencialmente a extremidade do dispositivo, obstruindo significativamente a luz do cateter.
Fonte: Zerati, A. E.; Wolosker, N.; Luccia, N.; Puech-Leão, P. Cateteres venosos totalmente implantáveis: histórico, técnica de implante e complicações. 2017.

DISCUSSÃO

Para que o acesso vascular realizado por meio de cateteres venosos seja realizado de maneira eficaz é necessário garantir o conforto e a segurança do paciente. Assim como é imprescindível monitorar os sinais vitais, também é de extrema importância definir quais as drogas que serão manipuladas, o tempo de duração do cateter, a frequência de uso do acesso, a condição da rede venosa central e periférica do paciente, com a finalidade de reduzir os riscos de complicações do procedimento.

O implante de acessos vasculares está sujeito a ocorrência de flebites, trombose do cateter, pneumotórax, hemotórax, perfuração venosa, hematomas e tromboflebites.

As técnicas de assepsia, em conjunto com antissepsia, o bom conhecimento anatômico, a capacitação do profissional e sua manipulação da tecnologia são os pilares para o sucesso do ato operatório do implante de cateteres venosos.

A garantia de hemostasia diminui os riscos de complicações infecciosas, as quais são mais frequentes em cateteres de longa permanência e têm como sinais flogísticos: dor, hiperemia, rubor e calor.

A escolha preferencial do sítio de implante para acesso venoso central é a veia jugular interna, por menor chance de contaminação e infecção associada ao cateter, quando comparada à veia femoral, localizada em ambiente úmido e potencialmente contaminado.

A inserção do ultrassom como guia do ato cirúrgico de acesso vascular contribui beneficamente na redução de falhas e complicações do implante e aumento no sucesso do procedimento, pois permite a identificação de vasos e as suas variações anatômicas, assim como tromboses ou estenoses.

CONCLUSÃO

É de suma importância conhecer a anatomia do corpo humano e o seu sistema circulatório. A punção guiada por ultrassom é uma grande aliada para diminuir o risco de complicações associadas ao acesso vascular.

REFERÊNCIAS

1. Danski, M. T. R.; Johann, D. A.; Vayego, S. A.; Oliveira, G. R. L.; Lind, J. Complicações relacionadas ao uso do cateter venoso periférico: ensaio clínico randomizado. 2016.
2. Dansk, M. T. R; Oliveira, G. L. R.; Johann, D. A.; Pedrolo, E.; Vayego, S. A. Incidência de complicações locais no cateterismo venoso periférico e fatores de risco associados. 2015.
3. Zerati, A. E.; Wolosker, N.; Luccia, N.; Puech-Leão, P. Cateteres venosos totalmente implantáveis: histórico, técnica de implante e complicações. 2017.